5 pasos

para lograr
tu bienestar

de manera natural

Genaro Montiel

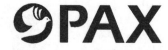

EL LIBRO MUERE CUANDO LO FOTOCOPIAN

Amigo lector:

La obra que tiene en sus manos es muy valiosa. Su autor vertió en ella conocimientos, experiencia y años de trabajo. El editor ha procurado una presentación digna de su contenido y pone su empeño y recursos para difundirla ampliamente, por medio de su red de comercialización.

Cuando usted fotocopia este libro o adquiere una copia "pirata" o fotocopia ilegal del mismo, el autor y editor no perciben lo que les permite recuperar la inversión que han realizado.

La reproducción no autorizada de obras protegidas por el derecho de autor desalienta la creatividad y limita la difusión de la cultura, además de ser un delito.

Si usted necesita un ejemplar del libro y no le es posible conseguirlo, escríbanos o llámenos. Lo atenderemos con gusto.

Editorial Pax México

Título de la obra: *5 pasos para lograr tu bienestar de manera natural*

COORDINACIÓN EDITORIAL: Matilde Schoenfeld
PORTADA: Víctor M. Santos Gally
DIAGRAMACIÓN: Ediámac

© 2013 Editorial Pax México, Librería Carlos Cesarman, SA
　　　Av. Cuauhtémoc 1430
　　　Col. Santa Cruz Atoyac
　　　México DF 03310
　　　Tel. 5605 7677
　　　Fax 5605 7600
　　　www.editorialpax.com

Primera edición en esta editorial
ISBN 978-968-860-997-2
Reservados todos los derechos
Impreso en México / Printed in Mexico

Esperando que el presente les sirva a todos ellos, como a tanta gente, para tener éxito en la vida, pero principalmente en la salud. Ya que éstos son consejos o sugerencias que cada quien puede poner en práctica para mejorar personalmente, y así poner su granito de conocimiento para mejorar a la familia y a la sociedad.

Y por igual, a mis hermanos Javier, Miguel Angel, Luis Angel y Juan Carlos que formamos un gran equipo para trabajar.Además, un reconocimiento especial a Javier por su ayuda técnica y el manejo de este programa de computación.

ÍNDICE

Prólogo

Viviendo en la ciudad de México, D. F. y trabajando en una editorial médica transcurría mi vida. Contraje matrimonio en 1963 con la señorita Irma Hernández (autora del recetario *La cocina de Lezaeta*). Procreamos un varón y tres nenitas. Radicábamos en la Unidad Independencia que fuera del IMSS cuando mi hermano Javier se empezó a interesar por la Medicina Natural. Con esta idea en su cabeza empezó a investigar con diferentes personas hasta que un compadre de mi papá, el señor César García, le dio la información que necesitaba ya que él había estado con don Daniel Arreola, quien fuera pionero y fundador del primer Centro Naturista en toda la República Mexicana, en El Grullo, Jalisco.

Una vez instalado en El Grullo, conoció y empezó a ver resultados de salud con algunas personas, mi hermano Javier me invitó a trabajar con él para que le ayudara con los tratamientos, pero creo que, además, lo hacía para rescatarme de las garras de la gran civilización con sus costumbres alimenticias, malos hábitos, medicina facultativa, vicios y peligros habituales de esa gran ciudad y, más que nada, por ese desgano constante producido por el exceso de trabajo que no presagiaba nada bueno a futuro.

Hasta que un buen día tomé la decisión y acepté su invitación. Pedí permiso en mi trabajo y fue así, de esta forma como ingresé en las filas de la medicina natural, desconociendo de forma total todo lo referente a ella. Fue una decisión difícil ya que mi esposa no quería salir de la ciudad. Pero todo esto tuvo sus ventajas, como vimos con la más chica de nuestras hijas (Adriana) y luego con mis problemas del hígado, la vesícula y el intestino, todos estos "milagros" realizados por la misma naturaleza años más tarde. De esta forma comprobamos los alcances y resultados de la medicina natural. Mi ojo derecho se encontraba muy mal por efecto del foco que utilizaba para leer en mi trabajo (fui linotipista), estaba "quemado" y tenía que usar lentes para manejar, ya que no veía bien con el mismo. Empezamos a trabajar en el Centro Naturista mi esposa y yo. Don Daniel Arreola me diagnosticó por el iris de mis ojos; me recomendó tratamiento para mi malestar y para otros problemas que sabía iban a llegar.

Estuve trabajando mucho tiempo ayudando a mucha gente con sus problemas de falta de salud, como mencionaré al final de este libro algunos de sus testimonios y dos más de mi parte; uno de mordidas de perro y otro de una caída de un camión con dos costillas y la espinilla del lado derecho rotas. Nos alimentábamos como toda la gente que estaba en tratamiento, en el desayuno comíamos fruta, en la comida ensalada cruda, sopa y guisado de vegetales y en la noche nuevamente fruta.

Ya para acostarnos les poníamos barro en vientre y riñones a todos mis hijos, luego a mi esposa y finalmente yo, además de mis ojos. Pues resulta que a los nueve meses tuve que volver a la ciudad de México y ya no necesité lentes para manejar. Mi Naturaleza corrigió el problema y no sólo de mis ojos sino de molestias reumáticas que ya traía de tiempo atrás, exceso de peso y no sé cuántas cosas más, pero fue maravilloso. Mi esposa y yo tenemos aquí 35 años (nuestros hijos cada uno tomó su camino) disfrutando de la vida con salud, gracias a la oportunidad que nos dio la vida y la invitación de mi hermano Javier para conocer, practicar y hacer algo diferente a lo que nos da la educación y las costumbres tradicionales que, aunque añejas, arcaicas y caducas no dejan de ser eso, sólo ***costumbres.***

Introducción

Creo que todos, o si no una gran mayoría de nosotros, estamos, de una u otra forma, con ciertos problemas de salud, cuando no es el colesterol elevado es la glucosa, la falta de energía, el cansancio crónico o el ¡no se qué me pasa este día, pero me siento raro!. De esta forma, ingresamos a las filas de los muchos problemas que aquejan a gran parte de la humanidad: tenemos en primer lugar, los problemas cardiacos; en segundo lugar, el cáncer; en tercer lugar, la diabetes; y, por último, y no menos importante, el exceso de peso. Existen muchos problemas más. La diabetes representa el tercer lugar por el gran incremento de sus "Agremiados" aunque se está presentando con demasiada frecuencia y no sería nada raro que después de unos años pasara a ocupar el primer lugar; aunque no creo que tarde mucho, al paso que vamos...

Es por eso que estamos urgidos por recuperar la salud. Cuántas veces buscamos soluciones a nuestros problemas, y (conste que sólo menciono cuatro de los que aquejan a una gran mayoría de los mexicanos), lo peor es, que buscamos donde menos nos pueden ayudar y seguimos batallando hasta encontrar algo diferente a lo que estamos acostumbrados. Se necesita mucha fuerza de voluntad para hacer valer ese don, al que todos, por el simple hecho de existir, tenemos derecho, que es LA SALUD pero que la gran mayoría rechaza, inconscientemente, por ignorar sus ventajas.

Pero la verdadera incógnita es: ¿realmente estamos decididos a conseguirla?, o sólo lo hacemos para sentirnos bien por un tiempo y luego volver a lo mismo. Decimos: quizá sí, tal vez me anime, no lo sé, pero lo que sí sé es que lo voy a intentar. Ese, desde luego, es un gran paso y tomar esa decisión, verdaderamente es de admirarse. Tenemos que romper con todo lo aprendido, me refiero a las enseñanzas, los condicionamientos educativos, la programación del pasado, las costumbres hechas y los programas educativos que están muy dentro de nuestra mente. Todo eso es antiquísimo, arcaico y negativo, pero ahí está y, sabes qué, es muy, pero muy nocivo para la salud y, aunque no lo creas, eso es lo que muchas veces no nos deja captar o aceptar enseñanzas nuevas.

Cuando hemos buscado la salud por todas partes y no la encontramos, a veces necesitamos armarnos de valor para hacer algo diferente, pero si es por necesidad, pues nos aventamos a ver qué sale, pero... ¿realmente tenemos ese valor? Para empezar hay que romper con la familia, las amistades y los compromisos que nos quitan energía ya que por atenderlos nos desatendemos; y ¿las costumbres sociales?, lo peor es que tenemos que vernos a nosotros mismos antes que a los demás. ¿Seremos capaces? Si lo hacemos y damos ese paso tan importante para nuestro cambio interior, yo les garantizo que tienen ganado un 50%, porque somos cada uno de nosotros los que necesitamos recuperar la salud.

No es mi familia, ni mi pareja, ni mi padre o mi madre, hermano o hermana, esposo, esposa o amante, porque estoy hablando de manera personal e individual, o sea, yo solito, ya que nadie puede hacer lo que yo tengo que hacer por mí mismo. Al final veremos un porcentaje muy alto en los resultados positivos, y este es el momento de detenernos y hacernos esta pregunta: ya me esforcé y logré muchísimo pero, **¿realmente valió la pena el esfuerzo?,** pero **¿por cuánto tiempo será?** Bueno... pues eso ya depende de ti mismo y la pregunta junto con la respuesta queda flotando en el aire...

ABRIR LA MENTE

(Lunes: primera plática)

MI NOMBRE ES Genaro Arturo, después de don Daniel Arreola, que fue el fundador de este Centro Naturista que lleva su nombre, e inició en los años 40 soy, junto con mis hermanos Luis Angel, Juan Carlos, Miguel Angel y Javier Montiel Gutiérrez uno de los pioneros. Nosotros nos integramos con él y formamos un equipo a partir de los años 70. Después de su muerte, acaecida el 8 de junio de 1975, pasamos al frente y nos comprometimos a seguir impartiendo sus enseñanzas y conocimientos hasta el presente.

Tengo aquí 35 años de servicio, en este tiempo hemos visto miles de casos y recibido los testimonios de una gran mayoría de ellos por la recuperación de su salud con la alimentación, los conocimientos, las prácticas, los tratamientos y la ayuda que aquí se les proporciona; por lo mismo, y por la experiencia que he adquirido, soy el encargado de impartir las pláticas de orientación a todas las personas que asisten a este Centro Naturista.

Con éstas, se les ayuda a conocer, entender, comprender y realizar dichas prácticas y, de esta forma, ven con sus propios ojos, y sienten en carne propia, los cambios que experimenta su cuerpo cuando está en contacto y armonía con la Naturaleza. Además, es la mejor forma de quitarse esa venda de los ojos que la sociedad y la educación nos han puesto en el transcurso de nuestra vida, porque no nos deja ver nada más, aparte de lo que hemos aprendido en todos los años de nuestra vida.

Estos conocimientos, y mi filosofía de vida, la quiero compartir con todos ustedes y con los que así lo deseen, es mi misión y compromiso.

Aquí, en este libro, transcribiré los cinco temas de la semana que, son los **5 pasos** que nos ocupan de lunes a viernes. Generalmente dispongo de una hora en el Centro Naturista para exponer un tema cada vez, pero aquí tendré tiempo y espacio suficientes para exponerlos con más amplitud. Estos **5 pasos** son muy importantes y trataré uno cada vez.:

El primero:	Abrir la mente
El segundo:	Alimentos naturales y procesados
El tercero:	Productos de origen animal y lácteos
El cuarto:	Ciclos naturales, intestinos, riñones pulmones y piel
Y, por último:	
El quinto:	Ayuno y respiración

Hablar de este primer tema es un poco difícil y, tal vez, no lo consideren importante ya que su idea es, más que nada, recuperar su salud. Pero abordaré dicho tema porque es bueno aclarar ciertas cosas y, aunque lo duden, es de mucha importancia, por eso ocupa el primer lugar y es el primer tema de la semana.

HACER ALGO DIFERENTE

¿Por qué abrir la mente? Pues se trata de que, por una vez en su vida, se animen y hagan algo verdaderamente diferente a lo que están acostumbrados a hacer. Cuesta trabajo hacerse esta pregunta: ¿a qué estamos acostumbrados? Dentro de la educación tenemos las enseñanzas que venimos arrastrando de generación en generación, como por ejemplo, las costumbres alimenticias, las ideas hechas, los prejuicios, los hábitos y tantas cosas más. No vemos lo que es evidente a nuestro alrededor. Observamos a personas enfermas y aceptamos que vamos a ser enfermos cuando lleguemos a cierta edad ya que, desafortunadamente, consideramos que heredamos las enfermedades y es el momento de enfrentar esa cruel realidad. Pero nunca nos hemos preguntado: ¿por qué tenemos que enfermar?

Como parte de nuestra educación, aunque parezca increíble, está el no leer, y por lo mismo, no podemos estar bien informados –desde luego que me refiero al aspecto salud. Tenemos fe y confianza en todo lo que nos dicen nuestras instituciones políticas, médicas, religiosas y de salud. Por consecuencia, estamos como y donde siempre hemos estado, nunca podremos progresar, y mucho menos salir de la ignorancia de la salud en que, sin saberlo, vivimos tan regocijadamente.

Se ve, y es muy claro, que estamos conformes con el estilo de vida que hemos desarrollado, pues parece mentira que desde el principio de nuestra vida perdamos nuestra libertad y nos adaptemos tan fácilmente a las costumbres de la comunidad donde vivimos, las tradiciones, las ideas y las formas de vida familiares. Todo lo que vivimos, hacemos y practicamos en todos los niveles, ya sean políticos, médicos, psicológicos, familiares, sociales y religiosos, e inclusive a nivel salud, es ajeno a nosotros; se nos ha enseñado de tal forma que lo aceptamos de cualquier modo ya que se nos inculca desde la niñez y va acompañado con una buena dosis de miedo. Esto nos hace sentir inseguros, llenos de angustia e incertidumbre para atrevernos a dejar a un lado todas esas enseñanzas.

Éstas las aprendemos desde la niñez y en la familia, luego vienen las escolares, las de enfermedad y contagios, las de educación general, las médicas y las religiosas, incluyendo las costumbres, prejuicios, miedos y limitantes, que no necesitan hablarse sino ejemplificarse. Todas ellas nos tienen en último término paralizados y el factor determinante, como vimos en el párrafo anterior, en la mayoría de ellas, es el miedo.

Cuando enfermamos no es algo que nosotros elegimos, pero la forma de enfrentar esa situación sí, siempre y cuando estemos preparados para ello. Y la postura que adoptemos será determinante para nuestro bienestar. Estamos acostumbrados a buscar por fuera ése algo que nos haga sentir mejor, tanto física como mentalmente, pero ignoramos que está dentro de nosotros: es la energía, la salud, el bienestar y la felicidad. Sin embargo, siempre hemos olvidado nuestra fuerza interior, pero cuando nos acordamos y hacemos uso de ella, generalmente nos sorprendemos y nos llevamos una gran sorpresa.

¿Por qué no nos damos la oportunidad de hacer algo diferente para no llegar a esa edad y enfermar? Seré más claro y preciso: ¿por qué no buscamos la forma de evitar la enfermedad? Hacer algo diferente implica una responsabilidad personal, todos tenemos por costumbre, dentro de nuestra ideología, pensar que la enfermedad viene de fuera y por contagios, por efecto de los microbios, infecciones, incluso se piensa que es una disposición divina, pero nunca aceptamos el hecho real de que el problema es única y exclusivamente personal.

¿Por qué?, porque eso nunca lo habíamos escuchado, y ahora que lo están sabiendo tal vez se sorprendan y digan: ¿cómo es posible que la salud es personal y depende únicamente de nosotros? Algunos dicen: yo tuve una enfermedad que me contagió mi hermano, o una gripa que me contagió fulano, o tal vez lo que me heredaron mis padres o cualquier familiar, pero ¿qué es lo que está sucediendo? Necesitamos...

ABRIR LA MENTE

¿Saben que el nuevo nombre de la mente es "infierno"?; se preguntarán por qué, pero lo iremos viendo en el transcurso de este tema. Tengo el pleno convencimiento de que la mayoría de la gente, por no decir que toda, siempre que enferma debe tratársele tanto física como mentalmente, ya que es difícil recomendar un tratamiento sin saber qué es lo que piensan de sí mismos. Los que están enfermos se sienten tristes y angustiados; piensan incluso que no son capaces de curarse, y por lo mismo deben ser orientados sicológicamente, para salir del mundo que se han creado y que los tiene atrapados dentro de él. Es la única forma de poderles ayudar a sanar.

Pero bueno, veamos desde el principio, antes que nada es necesario *abrir la mente,* o sea, necesitan tener valor, humildad y disposición necesarios para hacer, conocer y aceptar algo que desconocen totalmente. Valor y humildad ya lo tienen, porque se decidieron a venir aquí, a este Centro Naturista. Buscaron la forma de separar, para no herir susceptibilidades, y ver preferencias respecto a ustedes. ¿Por qué hicieron esto?, por no tener salud y por una necesidad personal. Para empezar pusieron a sus amigos a un lado, dejaron a su pareja, a sus hijos y al resto de la familia, su negocio, su casa y en fin todas sus actividades para venir a aprender y hacer algo diferente. Están demostrando ese valor e interés por recuperarse y estar bien, porque sepan que aquí, esta escuela es diferente a las demás. Nuestra misión no es curar sino enseñar, ésa es nuestra filosofía: desaprender lo aprendido.

Pero aquí hace falta algo, que sé es lo más difícil, y es la disposición personal. Dirán ustedes: ¡pero si ya estamos aquí! Desde luego que ya están aquí, y yo pregunto: pero ¿realmente vienen con esa disposición?, porque es muy común escuchar que no les gusta ni acostarse ni levantarse temprano; mucho menos hacer ejercicio, la fruta como alimento y la ensalada cruda tampoco; los baños de agua fría y las caminatas descalzos en el pasto frío, ¡para nada! Hay muchas cosas que van en el tratamiento que tampoco les gustan. Luego entonces, vuelvo a preguntar: ¿están dispuestos a cambiar, cooperar con ustedes mismos y tener disposición?, porque a final de cuentas, son ustedes y nadie más, los únicos beneficiados.

¡Qué chistoso, fíjense nada más!, como que no encaja ¿verdad?, una escuela para desaprender lo aprendido hasta ahora, pero a nivel salud. ¿Por qué?, porque es muy importante tener disposición y ganas de hacer algo diferente ya que nos urge tener resultados diferentes. Entonces, para empezar vamos *abriendo nuestra mente.*

Para empezar debemos saber que la medicina considera que el cuerpo humano está mal construido, y pretende corregirlo con medicamentos; cree provocar un buen funcionamiento dirigido por ellos mismos. Utilizan la patología, para conocer las enfermedades, y la terapéutica, para tratarlas. De esta forma, conocen la enfermedad y, es así, como surge una diversidad de nombres, pues consideran al hombre enfermo como objeto médico o de la medicina.

Cuando enfermamos vamos al médico, nos interrogará para saber qué nos pasa y darnos el tratamiento a seguir: ¿te duele la cabeza?, toma pastillas para el dolor; ¿te duelen los riñones?, toma este medicamento para los riñones; y luego te haremos análisis para la gripe, para la diabetes, para la artritis, para todo y, prácticamente, nos sentimos como un rompecabezas.

Estamos formados por piezas, y sí, es verdad, estamos formados por órganos, músculos, miembros, huesos y sistemas pero todo forma parte de un solo cuerpo. Entonces aquí se trata de que ahora nos veamos como personas y nunca más como rompecabezas.

Para tener un punto de partida es muy importante conocer el significado de las siguientes palabras: *persona, individuo, íntegro e integral,* Nosotros ya no nos veremos como rompecabezas, sino de forma integral, por lo mismo, echaremos mano del diccionario *Encarta* para ver el significado correcto de estas palabras:

Persona: "es un individuo de la especie humana".
Individuo: "habla de individualidad, relativo al individuo".
Íntegro: "completo, que entra en la composición de un todo".
Integral: "que no falta ninguna de sus partes".

Ya aclarado esto podemos continuar con el tema que nos ocupa porque es el más importante. ¿Cómo que el más importante?, si yo vengo y estoy aquí es porque me duelen los riñones, ¿qué cosa tiene que ver la mente con mis riñones?, pues todo.

Porque si yo no tengo la disposición de hacer algo diferente, pues me va a costar mucho trabajo hacerlo, ¿por qué?, porque yo estoy acostumbrado a hacer lo que me plazca, a comer aquello, a bañarme de esta forma, a levantarme a tal hora, descansar de tal manera, acostarme a tal hora, o sea, todo diferente a lo que vamos a hacer aquí.

Lo más importante y difícil, quizá para cualquiera de nosotros, como parte de la educación, es que cortemos con todo lo anterior y estemos dispuestos para *abrir la mente;* ver de qué se trata todo esto, ya que nos atrevimos a dejar a un lado las amistades, las relaciones con los demás, el trabajo y todo tipo de compromisos, porque aquí no hay nada de eso, ¡pues hagámoslo!

Porque en la práctica eso es lo que estamos haciendo al venir a hospedarnos aquí. ¿Por qué?, porque los demás están aparte, porque ellos, aquellos los que se quedaron afuera no necesitan recuperar la salud, ¡pero yo sí! ¿Se dan cuenta?, hacer algo diferente. ¿Qué implica, o cuál va a ser el resultado de ése hacer algo diferente? Tengan la plena seguridad que el resultado será totalmente diferente, porque toda la vida, todos hemos hecho lo mismo y el resultado siempre ha sido exactamente el mismo. Al hacer algo diferente, tiene que haber un resultado diferente. Es lógico, ¿no lo creen?

En el libro *Calor de hogar,* de Vitus Dröscher encontré el siguiente ejemplo, para ver la gran diferencia que hay entre nuestra "civilización" y la de los indios de San Blas, en lo que se refiere a los embarazos y el parto. Por acá, es muy común escuchar este comentario entre amigas: ¡ay!, ojalá a ti te vaya bien, porque a mí me fue como en feria. De esta forma la embarazada, si es primeriza, empieza a temer por su futuro parto, y no va a ser nada agradable su maternidad que, está empezando.

Si a un ser humano nunca se le hubiera dicho o mostrado lo que es un parto, se comportaría sorprendido e ignorante hasta el punto de convertirse en el primer peligro para su hijo. Esto suena como algo increíble, pero uede demostrarse con el ejemplo de los indios de San Blas que viven en los pequeños islotes coralinos sombreados de palmeras de las costas del Caribe frente a Panamá. Allí a ninguna niña, muchacha o mujer joven le es permitido saber que el sexo tenga relación alguna con el nacimiento de los hijos. Esto sólo lo aprenden cuando tienen los primeros dolores de parto.

El tabú de esa ignorancia paradisíaca es tan grande que aquel que lo rompe es castigado y debe ingerir un fuerte purgante fabricado por el brujo de la tribu que le hace pasar varios días retorciéndose de dolor.

En vez de la leyenda de la cigüeña o de que los niños "vienen de París", los isleños les dicen a sus hijas que los niños vienen de la tierra firme, del continente, donde crecen entre los cuernos de las vacas. Sus maridos los encuentran allí y se los traen en canoa a sus esposas.

Por esta razón, durante su primer embarazo, y aun en los primeros momentos del parto, las indias de San Blas no tienen la menor idea de lo que les está sucediendo. Ni siquiera su madre se atreve a romper el tabú y explicarles lo que significa su barriga hinchada y sus dolores. Las jóvenes primerizas piensan que están gravemente enfermas y van a morir.

A continuación llega el parto, que es para ellas como una milagrosa salvación, el terror se transforma en la mayor de las dichas.

El etnólogo de Chicago profesor Howard Keeler, que vivió varios meses entre los indios, informa que ese tabú tiene un significado secreto.

La conmovedora vivencia de ese primer alumbramiento, entre el pánico mortal y la dicha arrolladora, aumenta el lazo de unión entre la joven madre y su hijo hasta darle una intensidad y una ternura que en los pueblos civilizados sólo se produce en contadas ocasiones. Y eso marca para siempre el núcleo pacífico y amistoso del carácter de aquellos seres.

Sigamos con lo que estábamos; vamos a hablar de salud integral y nos vamos a ver como individuos y personas; pero qué nos dice el diccionario *Encarta* sobre las palabras salud y orgánico:

Salud: "estado del ser orgánico que ejerce todas sus funciones normalmente".
Orgánico: "es un ser viviente, relativo a los órganos, al organismo o a los seres vivientes".

Se trata entonces de ver íntegramente todo lo que forma y conforma nuestro cuerpo. Bueno, pues si se trata de hacer algo diferente ¿qué es lo que tenemos que hacer? En primer lugar, reconocer que el compromiso es voluntario y personal, porque nadie vino y los botó o los trajo y les dijo: "aquí se quedan porque estorban en casa, están enfermos, no se curan y están incomodando a todo mundo, así que hasta que estén bien regresan".

Les voy a narrar el caso de una señora que así pensaba, y como estaba enferma, todos en su casa tenían que atenderla, cuando no eran los hijos, los nietos o el esposo, total que estaban cansados de ella porque no ponía nada de su parte. Hasta que un buen día alguien le recomendó a uno de sus hijos nuestro Centro Naturista acá en El Grullo, pero ella no quería venir, y ¿saben por qué?, porque desde el momento que ingresara aquí ella perdería el control de su casa, la iban a degradar de general a soldado raso, los hijos ya no la iban a obedecer y, eso, no lo permitiría de ningún modo, ésa fue su propia declaración y reconocimiento.

Pues total que la trajeron, pasó a consulta, se le vio el iris de sus ojos y, de acuerdo a sus necesidades, se le indicó el tratamiento a seguir. Pasaron aproximadamente dos semanas, la señora ya caminaba sola, cosa que no podía hacer, podía comer sus alimentos sin ayuda, o sea, que había mejorado muchísimo; pero ¿qué creen?, el aspecto de su cara era el mismo todo el tiempo, como si todo oliera mal.

Pues uno de esos días, ya no le saqué la vuelta, porque siempre lo hacía, ya que fui yo el que sugirió que la dejaran sola sin acompañante, me le paré enfrente y le empecé a preguntar cómo se sentía, y esto fue lo que me dijo:

Usted tiene la culpa de que mis hijos me hayan dejado aquí, y ellos por venir a botarme, pues ¿que se creen? Yo que tanto les he ayudado, los he atendido, hasta cuando estaban enfermos, y mire con qué me pagan esos ingratos, por eso no estoy a gusto aquí solita, y así siguió... pacientemente escuché todo lo que me dijo y, al final, saqué un billete de 50 pesos y le dije: si no se siente a gusto puede regresarse a su casa, ¿con esto le alcanza para el pasaje o necesita más? Me arrebató el billete y se lo echó a la bolsa. Se fue muy molesta, no se dio cuenta pero hasta caminó más rápido, y le grité: oiga doña, va muy rápido y no caminaba así.

Por la tarde del día siguiente, no se había ido, la anduve buscando hasta que la vi, me hice el aparecido y le pregunté, después de darle los buenos días: ¿durmió bien, cómo está, cómo se siente? y empezó a llorar la santa señora.

La abracé y me empezó a contar sus cuitas, al final le pregunté: ¿siempre se va, o decidió quedarse? Pues ¿sabe?, me contestó, me quedo porque ya comprendí que, realmente, era un estorbo y un problema en mi casa, pero en cuanto regrese recupero el mando, pero de otra forma y otra finalidad; verán estos carajos, hijos de su madre, los voy a obligar a tragar como yo para que vean lo que se siente, y soltó la risa. Tuvo un final feliz.

Éste es uno de tantos ejemplos, de cómo piensa mucha gente, y los efectos nocivos que trae como consecuencia, su actitud negativa. Continuemos entonces. Si ustedes vinieron de forma voluntaria, y por sí mismos, quiere decir, que se van a comprometer a hacer algo totalmente diferente porque están cansados de no mejorar, aunque se someten rigurosamente a los tratamientos, los medicamentos, las terapias, análisis, exámenes, dietas y nada. El resultado es el mismo pero con la esperanza y la fe de que algún día, tal vez, llegue la salud.

Esto, desafortunadamente, no es posible mientras no cambien su actitud, su forma de ser y acepten que están mal. Mientras eso no sea les va a costar mucho trabajo tener un resultado diferente, porque precisamente el hacer lo que todo mundo hace, interesarse y preocuparse por los demás y olvidarse de sí mismo, eso es lo que los tiene en esas condiciones.

No me doy cuenta que soy una persona que está copiando constantemente a los demás, y los que vienen detrás de mí lo siguen haciendo todo el tiempo, y ya es hora de cambiar para tener ese resultado tan anhelado. Si ya estamos aquí, ésta es nuestra oportunidad; entonces, ¿qué es lo que vamos a hacer? Para empezar, debemos comprometernos con nosotros mismos, aceptar esta realidad y *abrir nuestra mente.*

Hay que pensar qué cosa es lo que quiero, qué estoy haciendo aquí y a qué vine. Mucha gente se justifica y dice: yo vine porque quiero estar bien para mis hijos, no me interesa lo demás.

O sea, que prácticamente, está diciendo que no le importa su persona, quiere estar bien para los demás. Pero, ¿por qué piensa así?, porque eso es lo que ha aprendido. Pero veamos la recomendación que hay para nosotros mismos, tanto a nivel bíblico como religioso, y, además, es un mandamiento: "ama a Dios y a tu prójimo como a ti mismo". Esto está clarísimo, y nos está dando la medida, o sea, yo soy la medida o el principio.

¿Por qué nunca hemos empezado por nosotros mismos? ¿Por qué siempre hemos empezado con los demás? Ésta es una enseñanza religiosa y de familia, y si en casa lo estamos viendo y viviendo todo el tiempo, quiere decir que todo mundo nos ha cambiado el mensaje, y nosotros lo hemos aceptado. Pero lo hemos entendido mal, siempre nos hemos preocupado por los demás y nunca nos hemos ocupado de nosotros.

Y, el preocuparse por los demás ¿qué trae como consecuencia?, mucha angustia, mucho miedo, falta de bienestar, enfermedades ¿Por qué?, porque me interesa que todos estén bien, pero yo ¿¡qué hago por mí!? Pues nada. Sólo me estoy preocupando por los demás. Pues fíjense que ahora, lo que vamos a hacer, es totalmente diferente. Por eso estamos única y exclusivamente nosotros aquí, los demás los dejamos aparte, porque ahora se trata de mi cuerpo, de mi persona, de mi salud, de mi organismo y no de los demás, ellos están aparte y aparte que se queden. A su tiempo, si lo necesitan, buscarán su salud, por el momento soy yo y quiero mi salud, aquí y ahora.

Veamos cuáles son las ventajas o desventajas de las preocupaciones: todos tenemos algo de preocupación y de culpa que nos obstaculiza el crecimiento personal.

> Ya en cama, y antes de morir, Emerson dijo: *Viví siempre preocupado por mil cosas que nunca sucedieron.* Y Séneca, el filósofo latino, decía: *La mente se compara con un jardín, y este jardín va a estar de acuerdo a como cada quien quiera tenerlo, si una persona es descuidada o no le interesa su jardín éste estará siempre lleno de malas yerbas, ortiga, basura, pero si quiere tener un jardín hermoso entonces plantará flores bonitas y lo tendrá siempre arreglado, cuidado y será agradable a la vista.*

Si todo lo negativo del jardín lo colocamos en nuestra mente, pues así serán nuestros pensamientos, pero si hacemos lo contrario todo será más agradable. El pensar es una decisión personal y nosotros escogemos la forma de hacerlo, así que está en nosotros hasta el cómo pensar. Lo mismo podemos hacer en este momento, si estamos viviendo un infierno, lo podemos transformar en un cielo, todo depende sólo de mí.

LAS PREOCUPACIONES

Las preocupaciones y culpas son los parásitos de la mente; la privan de su energía. La palabra preocupación tiene un sufijo: *pre* que significa "antes de", y la palabra *ocupare* de origen latino, que significa "dedicarse a algo". Si atendemos a estos datos de la etimología, preocuparse significa tener toda una serie de imaginaciones y pensamientos irracionales que nos revolotean en la cabeza antes de dedicarnos plenamente a hacer algo. Si lo que buscamos es salud, pues vamos dándole a nuestro cuerpo todo lo que necesite para que él, por sí mismo se cure. ¿Cómo lo hará? Quién sabe, pero ténganle fe y confianza, sobre todo sean constantes.

La preocupación es una emoción-idea que cierra el campo de conciencia, de tal modo, que ya no caben dentro otros aspectos y datos de una realidad más grande. No podemos concentrarnos si atendemos otras cosas, como por ejemplo, estamos aquí para recibir tratamiento, pero no dejamos de pensar en la familia, la pareja o el negocio, que no está aquí, y eso no nos deja vivir una realidad, porque estamos imaginando cosas.

Mediante la preocupación, la mente quisiera controlar el futuro. Se trata tan sólo de una intención que falla porque no podemos controlar lo incontrolable y, además, pretender lo imposible.

Más bien hay que pensar en lo que queremos y si venimos a buscar salud, pues ése debe ser nuestro objetivo y pensamiento; y no cosas que ni siquiera existen aquí, porque aquí no está el esposo o esposa, negocio, hijos, nietos, amigos. Vamos a ver los efectos de la preocupación en el siguiente ejemplo que nos narra el catedrático universitario y experimentado terapeuta Horacio Jaramillo Loya:

Existe un experimento que hicieron con dos changos gemelos, el experimento era aplicar descargas eléctricas en ellos: a uno le aplicaron las descargas sin que tuviera ningún control sobre ello, las recibe sin preocuparse y con indiferencia, ya que no puede hacer nada por evitarlas.

Su hermano, en cambio, aprendió a controlar las descargas y evitarlas a veces, moviendo una palanca; la mueve con tal desesperación que logra evitar algunas pero no se libra de recibirlas también, a pesar de todo su esfuerzo.

Al final del experimento, sacrificaron a los dos changos, les abrieron el vientre y observaron el resultado en el segundo chango, éste desarrolló una úlcera estomacal, debido a que su cabeza estaba llena de preocupaciones, las cuales eran un tormento mayor que las mismas descargas eléctricas que no produjeron ningún trastorno en el primer chango.

Lo sano no es preocuparse, sino ocuparse y dedicar la energía a las situaciones que requiere el momento presente. Socialmente son bien vistas aquellas personas que se preocupan y se jalan los cabellos cuando un familiar está enfermo. Se reprende al hijo que se la pasa tirado en el sofá viendo televisión y no hace absolutamente nada, "tú siempre tan egoísta, sólo te interesan tus cosas mientras que tu abuela está sufriendo, ¿es que no la quieres?"

La verdad es que la preocupación de sus nietos nunca produjo la salud de ninguna abuela, ni la angustia de los padres trajo mayores ingresos económicos al hogar. Las preocupaciones jamás han alterado ni cambiarán el curso de la vida de nadie. Pasará lo que tiene que pasar y nada más, con o sin preocupaciones.

Así que ya lo saben, espero que quede claro, no vale la pena preocuparse. Si yo empiezo a cambiar mi ideología y pienso en mí mismo, pero además, *abro mi mente,* acepto todas las disciplinas tal como me las están enseñando, dejo de refunfuñar y rechazar lo que no me gusta; porque hay mucha gente que está hablando por teléfono cada rato para ver qué pasa allá, cuando físicamente está aquí; claro que así su mente está ajena a esta realidad.

Cuando estoy aquí y estoy pensando en fulanito a ver si ya viene en camino, a ver si no se accidenta, estoy preocupado, estoy tenso. ¿Por qué pensamos de esta forma? ¿Por qué?, porque ésa es la educación que tenemos, no podemos cortar, nos cuesta mucho trabajo, entonces necesitamos pensar en nosotros mismos, hacer algo diferente implica aceptar la disciplina.

Ahora, si ya nos venimos para acá, ya cortamos con todo mundo, bueno pues ¡qué padre! Pero sigue el recuerdo: es que yo allá me acostaba a tal hora, pues sí, pero aquí te vas a acostar a esta hora y se acabó. Pero es que no voy a poder dormir.

Allá no comía verduras y la fruta era como el postre, comía lo que me gustaba, y aquí, me están obligando a comer algo que no me gusta. ¡Ya, por favor, olvídense de todo y empiecen a hacerlo diferente, pero háganlo bien! No estamos obligando a nadie, les estamos dando de comer lo que su organismo y su cuerpo necesitan, lo que les beneficia, lo que les va a ayudar a recuperar la salud porque si no cambian sus hábitos, principalmente los alimenticios, no podrán recuperarla nunca.

Mucha gente llega al comedor a desayunar y en cuanto les llevan la fruta que ellos escogieron, en seguida comentan: con pura fruta nos van a matar de hambre; esto no es alimento. A medio día a la hora de comer es lo mismo. Les sirven su ensalada cruda, la sopa y el guisado de vegetales cocinados; y la misma exclamación: ¡esto no es comida, tengo mucha hambre ya denme de comer un pollito, carne o, ya de perdida, un pedazo de queso! Yo me pregunto: ¿cuál es la idea de martirizarse y renegar por la comida aquí en el Centro Naturista?

No estuvieran con el médico porque si les recomendara tomar un jarabe o pastillas con sabor a "diablos", no dirían nada y se los tomarían tal como se los recomendara y sin protestar. O, en el peor de los casos que les dijera: "sabes te tenemos que abrir la barriga, o quitarte un riñón, o un seno porque tienes cáncer". Ahí no dirían nada, se dejarían mutilar sin protestar y claro, es que él es el dios médico.

Pero aquí en el Centro Naturista les damos de comer (sólo el alimento) algo diferente y aquí sí protestan. Recuerden que hace más de 2500 años lo dijo Hipócrates, el padre de la medicina: *Que tu alimento sea tu medicina y que tu medicina sea tu alimento.*

Esto lo podemos comparar con el ejemplo del automóvil: si tengo un automóvil y en vez de gasolina le pongo petróleo tal vez camine, pero si no es su combustible, su elemento, o alimento no funcionará bien ese motor. En cambio si le lleno el tanque con su alimento, que es la gasolina, funcionará de maravilla. Esto siempre ha sucedido con nuestro cuerpo. Desafortunadamente lo desconocíamos, pero ahora vamos a conocer el alimento que éste necesita. Antes le echábamos hasta piedras al estómago y hoy estamos pagando las consecuencias de nuestros errores por esa ignorancia.

Fíjense, hay un libro que se titula *El cuerpo tiene sus razones* y su autora Therese Bertherat nos dice tanto en una pequeña parte de la introducción, que de verdad nos pone a pensar. Si no fíjense:

En este momento, en el lugar preciso que usted se encuentra, hay una casa que lleva su nombre. Usted es su único propietario, pero hace mucho tiempo que perdió las llaves. Por eso permanece fuera y no conoce más que la fachada. No vive en ella. Esa casa, albergue de sus recuerdos más olvidados, más rechazados, es su cuerpo.

"Si las paredes oyesen..." En la casa que es su cuerpo, sí oyen. Las paredes que lo han oído todo y no han olvidado nada son sus músculos. En el envaramiento, en las crispaciones, en la debilidad y en los dolores de los músculos de la espalda, del cuello, de las piernas, de los brazos y también en los de la cara y en los del sexo, se revela toda su historia, desde su nacimiento hasta el día de hoy.

Sin siquiera darse cuenta, desde el primer mes de su vida reaccionó a las presiones familiares, sociales y morales. "Ponte así, o asá. No toques eso. No te toques. Pórtate bien. ¡Pero, vamos, muévete! Date prisa. ¿A dónde vas tan de prisa...?" Confundido, se plegaba a todo como podía. Para conformarse, tuvo que deformarse. Su verdadero cuerpo, naturalmente armonioso, dinámico, alegre, se vio sustituido por un cuerpo extraño al que acepta mal y que en el fondo de sí mismo rechaza.

Es la vida –dice. ¡Qué le vamos a hacer! Pues yo le digo que sí, que se puede hacer algo y que sólo usted puede hacerlo. Aun no es demasiado tarde. Nunca es demasiado tarde para librarse de la programación del pasado, para hacerse cargo del propio cuerpo, para descubrir posibilidades todavía insospechadas.

Existir significa nacer continuamente. Pero ¿cuántos hay que se dejan morir un poco cada día, integrándose tan bien en las estructuras de la vida contemporánea que pierden su vida al perderse de vista a sí mismos?

Dejamos a los médicos, a los psiquiatras, a los arquitectos, a los políticos, a los patrones, a nuestros esposos, a nuestros amantes, a nuestros hijos el cuidado de nuestra salud, nuestro bienestar, nuestra seguridad, nuestros placeres.

Confiamos la responsabilidad de nuestra vida, de nuestro cuerpo a los otros, a veces a personas que no reclaman esa responsabilidad, que les abruma y con frecuencia a quienes forman parte de las instituciones cuyo primer objetivo consiste en tranquilizarnos y, en consecuencia, en reprimirnos.

¿Y cuántas personas de toda edad existen cuyo cuerpo pertenece todavía a sus padres? Hijos sumisos, esperan en vano a todo lo largo de su vida el permiso para vivirla.

Menores sicológicamente, se prohíben incluso el espectáculo de la vida de los demás, lo que no les impide convertirse en sus críticos más estrictos.

Fíjense qué fuerte es esto, pero no deja de ser verdad. Cuando uno llega a conocer casos como éstos, se le ponen los ojos cuadrados y se le queda la boca abierta y nos preguntamos: ¿cómo es posible que en estos tiempos suceda esto? Pues sí, existe todavía. Les voy a contar una experiencia que tuve en una consulta:

Estuve trabajando en Cuautla, Mor., cerca de la ciudad de México. En cierta ocasión llegaron dos señores a consulta; el padre llevaba a su hijo. No le calculé los años al papá pero ya se veía mayor y con mucha energía. Su hijo era soltero, también tenía sus añitos y no era para traer dinero en la bolsa de su pantalón porque su padre ya no le daba domingo –¿a esa edad?– y, desde luego, no podía comprar sus medicamentos o suplementos.

¡Ah!, pero para ganarlo tenía que cumplir con las ordenanzas del padre, el cual contaba con un vivero en su casa y él (su hijo) era el encargado de cuidarlo y ¡lo tenía trabajando en casa y bajo sus órdenes como si fuera su propiedad!! Yo le calculé unos 45 años más o menos y se mantenía soltero porque su padre no quería que se casara. Pienso que había perdido hasta la voluntad y quizá las ganas de vivir. A esa edad todavía dependía de su padre y no podía vivir su propia vida. Su padre le ordenaba cómo vivirla y ¿en esas circunstancias? ¡Qué tristeza! Vivir en esas condiciones no es vivir señores. Tenemos todo lo necesario para vivir; tenemos toda la energía, todo el potencial; tenemos una serie de dones increíbles que si no los ponemos a funcionar vamos a terminar como ese hombre. No vamos a vivir nuestra existencia y ya habrá quién nos diga cómo es conveniente vivir.

¿Cuál era realmente el problema de este hombre que no se atrevía a dejar a su papá para vivir su propia vida? Pues su padre se había encargado de meterle miedo diciéndole que si moría él iba a quedarse solo en la vida. ¡Qué mal le habían hecho!

Respecto a este caso, tenemos un ejemplo en el reino animal, que nos pone Frank Cardelle en su libro *¿Quién dirige tu vida?*:

Siempre podemos aprender una buena lección de la Naturaleza (nuestra gran líder y maestra). Imaginemos qué ocurriría si llegada la hora de que la madre ave empuje a sus crías fuera del nido, ésta cambia de opinión y decide no hacerlo. En lugar de expulsarlos, la madre opta por mantener a los polluelos en el nido por más tiempo.

Esto significa que tiene que conseguirles el alimento, alimentarlos y satisfacer sus necesidades. Desde luego, poco tiempo después de tomar esta decisión, la madre ave descubrirá que ya está preparada para volver a poner huevos. Entonces los pone y los empolla mientras alimenta a los que ya tendrían que haber dejado el nido. Los pequeños rompen el cascarón y están hambrientos.

La madre y el padre están exhaustos, pues tienen que cuidar de su gran familia, alimentar a los mayores (que ahora tienen miedo de dejar el nido) y a los pequeños. El nido está demasiado poblado y el padre invierte más tiempo en ampliarlo. Sus hijos mayores tratan de ayudarle, pero él no tiene tiempo de enseñarles y, en vista de esto, ellos permanecen junto a su madre pues tienen miedo.

Aquí nos podemos detener, creo. Porque ésta es una situación que jamás ocurriría en la naturaleza, que funciona de una manera totalmente distinta a la sociedad humana (como el ejemplo anterior). Cuando llega la hora de que un joven pájaro ejercite sus alas, no hay ninguna duda al respecto: el momento ha llegado. Si éste duda, la madre insiste y lo anima. ¡Vuela o muere! Ésta es la ley de vida para los pájaros que abandonan el nido. Sin embargo, lo que acabo de describir se aplica mejor a la familia moderna. El padre y la madre con pocas habilidades, energías, tiempo y práctica para levantar una familia, usan un manual para padres escrito hace muchas generaciones y, a pesar de los grandes cambios que ha sufrido el mundo desde aquellos tiempos, aún utilizan el mismo manual tal y como lo hicieron sus padres y sus abuelos antes de ellos.

Algunas ideas de los manuales son serias, aplicables y básicas para los seres humanos y su desarrollo. Otras están devaluadas, no son variables en los nuevos tiempos y cuando se usan crean más problemas que soluciones.

Y ahora volvamos con lo que nos comentaba la señora Bertherat:

Al renunciar a la autonomía, desertamos de nuestra soberanía individual. Pertenecemos así a los poderes, a los seres que nos han recuperado. Reivindicamos tanto la libertad precisamente porque nos sentimos esclavos; y los más lúcidos nos reconocemos como esclavos-cómplices.

¿Y cómo podría ocurrir de otro modo puesto que ni siquiera somos dueños de nuestra primera casa, la casa de nuestro cuerpo?
Sin embargo, es posible encontrar las llaves de nuestro cuerpo, tomar posesión de él, habitarlo al fin, para hallar en él la vitalidad, la salud, la autonomía a que tenemos derecho.

¿Pero cómo? No, desde luego, considerando el cuerpo como una máquina forzosamente defectuosa y molesta, como una máquina formada por piezas separadas, cada una de las cuales (cabeza, espalda, pies, nervios...) ha de confiarse a un especialista, cuya autoridad y veredicto se aceptan ciegamente. No, desde luego, contentándose con ponerse de una vez por todas la etiqueta de "nervioso", "propenso a los insomnios", "estreñido" o "frágil". Y no, desde luego, tratando de fortalecerse mediante la gimnasia, que no es más que la doma forzada del cuerpo-carne, del cuerpo considerado como no inteligente, como un animal al que es preciso disciplinar.

Nuestro cuerpo es nosotros mismos. Somos lo que parecemos ser. Pero nos negamos a admitirlo. No nos atrevemos a mirarnos. Por lo demás, ni siquiera sabemos hacerlo. Confundimos lo visible con lo superficial. Sólo nos interesamos por lo que podemos ver. Llegamos incluso a despreciar el cuerpo y a quienes se interesan por su cuerpo.

Sin detenernos en la forma (el cuerpo), nos apresuramos a interpretar el contenido, las estructuras psicológicas, sociológicas, históricas. Durante toda la vida hacemos juegos malabares con las palabras para que éstas nos revelen las razones de nuestro comportamiento. ¿Y si tratásemos de buscar, a través de las sensaciones, las razones del cuerpo?

Nuestro cuerpo es nosotros mismos. El es nuestra única realidad aprehensible. No se opone a la inteligencia, a los sentimientos, al alma. Los incluye y los alberga. Por ello, tomar conciencia del propio cuerpo significa abrirse el acceso a la totalidad del ser... porque cuerpo y espíritu, lo psíquico y lo físico, incluso la fuerza y la debilidad, representan, no la dualidad del ser, sino su unidad.

¿Pero, qué palabras pueden hacer comprender que el cuerpo de un ser y su vida son una y la misma cosa y que no vivirá plenamente su vida si previamente no ha despertado las zonas muertas de su cuerpo?

Creo que con esto es más que suficiente para apreciarnos y tomar conciencia de nosotros mismos. Conviene entonces continuar. Imagínense, si nosotros venimos a hacer algo diferente debemos tener valor, más que nada, de desaprender y no solamente a este nivel sino a muchos otros porque, como acabamos de ver, en lo político, en lo social, en lo moral, en lo religioso, en lo médico, en la salud y en una gran parte de lo que sabemos tal vez estamos equivocados.

Los principios y las bases familiares son fundamentales, pero tenemos que ver si realmente van de acuerdo con nuestra sociedad actual, y además, ¿qué cosa es lo que creo, cómo actúo, lo estoy haciendo por mí mismo o me estoy guiando por los patrones ya existentes?, porque todos tenemos la misma idea de todo lo que es bueno y lo que no. Eso es general, pero ¿ya lo analizamos y lo encontramos malo y lo mismo referente a lo bueno?

Todo mundo nos ha enseñado y nos ha hecho creer en sus ideas, pero, ¿por qué no aceptan las nuestras, qué no tenemos derecho a modificar nuestro rumbo? Por ejemplo, fíjense en esta conversación entre mi madre y yo:

A nivel religión, mi mamá siempre me habló del cielo, el infierno, el purgatorio, el limbo y todo aquello que enseña la religión católica, pero yo le preguntaba ¿cuándo veremos todo eso que me platicas?, y me contestaba: cuando te mueras. Yo le replicaba: yo sé que al morir todo termina y ya no existe nada, pero a ti te enseñaron otra cosa y tú así lo crees, y está bien para ti, pero no para mí. Tú me quisiste enseñar lo mismo, pero yo nunca lo creí ni lo acepté, ya que para mí no tiene lógica ni sentido, ésa es la gran diferencia.

Además, si yo viera que vives feliz, sin temor y menos preocupada por la muerte, tal vez me hubiera animado, pero ¿qué no sabes que la muerte es un proceso natural? Entonces, no veo por qué te educaron con ese temor y nunca te diste cuenta. Tú que fuiste madre ¿le tuviste miedo a la vida y a los nacimientos de tus hijos, verdad que no? Pues la muerte es exactamente lo mismo: la vida es el principio y la muerte es el fin.

Ya muerta, ¿tienes que enfrentarte a Dios? ¡Mamá, date cuenta que ya estarás muerta! Y no va a pasarte nada, ya no vas a existir. Imagínate que a toda esa gente que muere y la queman ¡qué gritos no se escucharían si sintieran! ¿Te das cuenta?, ya no sienten, ése fue su fin. Y no creo que disfrutes de la vida viviendo como vives siempre con temor; en cambio veme a mí, vivo mi presente todo el tiempo, siempre disfrutando lo que tengo a la mano el día de hoy y la muerte es lo que menos me importa, y, de lo otro ni me ocupo, porque, te vuelvo a repetir, no creo en eso y por consiguiente, no tengo miedo a morir.

Ella me volvía a preguntar: –¿Por qué piensas así? Dime, ¿entonces en qué crees tú, hereje?–. Yo creo en la Naturaleza, en mi naturaleza porque cuando violo alguna de sus leyes pago las consecuencias, si no en ese momento, mínimo me dará un jalón de orejas recordándomelo pero no hasta que muera. Y, por el contrario, si hago algo bien y propio para mi cuerpo me dará una respuesta casi inmediata. ¡Qué padre, ¿no?

Cuánta gente necesita pedir permiso para vivir su propia vida. Nosotros ya estamos aquí; pero imaginen cuántos hay todavía que no se animan y siguen pidiendo permiso para vivirla; en cambio otros le piden a Dios el milagro de la salud y el secreto de la felicidad.

La aceptación

Horacio Jaramillo Loya nos cuenta de un individuo que no era feliz y tenía mucho tiempo pidiéndole a Dios, pero todos los días, que le diera el secreto de la felicidad y el éxito:

Bueno, pues resulta que este hombre, fastidiado de pasar los días atormentado por alguna culpa, estancado siempre en sus preocupaciones que de día le quitaban el hambre y, por la noche, lo mantenían asustado y despierto con los ojos bien abiertos como de tecolote y sin poder dormir; sus insomnios eran interminables. Empezó a preguntar para ver quién lo podía ayudar, sus familiares lo repudiaban por su actitud negativa y sus vecinos, igualmente, ya que con todo mundo peleaba y nada le parecía bien.

Un buen día se le ocurrió salir de vacaciones, ir a donde nadie lo conociera para encontrar la ayuda que necesitaba y, ya por allá donde se encontraba, empezó a preguntar si alguien le podía orientar, porque tenía muchos problemas. Entonces una persona se compadeció de él y le dijo: mira "renegado" allá lejos, en cierta comunidad y en la montaña más alta, vive un sabio, sube con él y cuéntale tus problemas, te aseguro que te escuchará y te orientará ya que él está especializado en el arte de vivir sabiamente y la felicidad. No lo pensó e inmediatamente fue y se presentó ante él.

El sabio le preguntó cuál era el motivo de su visita. Éste le explicó detalladamente sus problemas y al terminar le respondió el sabio: muy bien, creo que te puedo ayudar –afirmó. La lección más importante para que aprendas a vivir es ésta: te debes mantener al margen de pensar en changos durante 24 horas.

¿No pensar en changos? ¿Así de fácil es llegar a la felicidad y la sabiduría para una vida feliz? Nunca pensé que esto fuera tan sencillo, ya que en los últimos años jamás he pensado en changos. Más aún, nunca en mi vida les he dedicado tiempo a ellos.

Bien, añadió el maestro con cierta sonrisa. La lección es no pensar ni un momento en changos, desde hoy hasta mañana.

El discípulo pensó que era momento de empezar. "¡No debo pensar en changos...! No debo pensar en changos..." Con sorpresa vio que le brincó el primer chango a la mente y como empezaba a reprobar la lección insistió en no pensar en ningún chango. Entonces brincó el segundo, luego el tercero... Cuando llegó la noche, los changos le chillaban y lo ensordecían por dentro; parecía que se burlaban de él entre más insistía en desecharlos de su cabeza. Quiso salir corriendo, pero al volver la cabeza hacia arriba los veía; y si la bajaba, le salían por debajo de la cama... Al día siguiente, llegó con el maestro, desvelado y con huellas de una lucha interminable.

Maestro, ya no me importa llegar a la vida sabia, tampoco quiero llegar a la felicidad. Lo único que le suplico es que me quite esta plaga de changos que me está volviendo loco.

El maestro, con una sonrisa en los labios le contestó:

Tu mente está muy alterada. Si quieres pensar en changos, puede ser que éstos no lleguen; pero si no quieres que vengan, entonces te perseguirán. Porque las ideas tienen sus egos, sus voluntades, sus intereses, en contra de tus deseos y nunca te van a dejar en paz y menos cuando hagas un esfuerzo para que no lleguen. Es sencillo entender que el afanarse por evitarlos les da energía, porque la lucha por impedirlos se convierte en atención y eso les da vida.

Mejor deja que la vida sea como es. No te resistas contra lo que llegue a tu cabeza, mejor obsérvalo todo en silencio.

La vida es impredecible y abierta a todo lo que sucede; ella en sí misma siempre está bien. Sin embargo, si la mente humana pudiera aceptar que debe seguir su ruta como la sigue el carrito metálico sobre los rieles de la montaña rusa, gozaría el juego. Se trata de vivir la vida así como es, así como presenta sus momentos de alegría y de tristeza. Los dos son parte del mismo existir; lo ideal es no permitir que la mente se llene de changos.

En la aceptación está la solución; muchas veces el problema es que no aceptamos ninguna realidad que no nos gusta. Aquí venimos con una finalidad y estamos porque ignoramos lo que es salud. Tenemos que hacer algo diferente a lo que estamos acostumbrados y cambiar ese mensaje nocivo que nos lo dieron con mucho amor y no con la idea de fastidiarnos o hacernos daño, pero también se equivocaron.

Entonces tenemos que aceptar que también nosotros nos equivocamos y reconocer que hay que cambiar para poder mejorar.

Hablando matemáticamente si multiplicamos 12 por 5 el resultado será 60, compruébenlo como quieran, con calculadora o haciendo la operación a mano, el resultado será el mismo. Ésta es una verdad matemática que podemos entender, comprender y aceptar en un minuto. Pero una verdad sociológica requiere de 50 años y al respecto decía el físico alemán Planck, creador de la Teoría cuántica:

> Las doctrinas erróneas de la ciencia necesitan cincuenta años para ser sustituidas por nuevos conocimientos. Para ello, no sólo se tienen que morir los viejos profesores. Sino también sus propios alumnos.

Eso es lo que hemos aprendido durante toda la vida, comer carne, leche, huevos, pescado, quesos y todo lo demás y lo hemos aprendido desde nuestra infancia hasta hoy y por lo mismo, cuesta tanto trabajo aceptarlo porque no se aprende haciendo una operación matemática sino viviendo la práctica.

Ahora, esto lo van a practicar (que es vivir) y a escuchar aquí en el Centro Naturista Daniel Arreola, pero aun así, cuesta muchísimo trabajo aceptarlo. ¿Por qué?, porque se nos hace increíble saber que vivimos equivocados tanto tiempo. Y si queremos aprender algo diferente necesitamos empezar ya, aquí y ahora y no esperar 50 años para cambiar nuestra ideología.

Tal vez esto sea pronto y, ojalá, no les pase como a tantos que han muerto y nunca lo aceptaron. Si necesitamos *abrir la mente* a lo nuevo y a lo que no conocíamos, pues ésta es la oportunidad. Dicen que las oportunidades las pintan calvas, pero si ya agarraron ésta, no la suelten y aprovéchenla.

Abriendo la mente vamos a tener la oportunidad de ver, de vivir, de sentir en nuestro propio cuerpo, pero tenemos que aceptar que debemos comer de forma diferente a como lo hacíamos, aceptar la disciplina y las recomendaciones que se les están dando aquí para que vean el resultado diferente. ¿Por qué?, porque siempre lo han hecho a su manera y como querían; ahora deben tener un poco de humildad para aceptar y ver otros resultados.

Ultimadamente, han vivido como han querido, a su antojo y nunca vieron otros resultados, entonces háganlo ahora.

Si abren su mente y tienen disposición, tendrán oportunidad de ver un cambio inmediato en su cuerpo, su organismo y su bienestar. Hay personas que a los tres días ya les quedan flojos los pantalones, porque los resultados no se hacen esperar. Antes violaban las leyes de la naturaleza y sufrían las consecuencias; ahora las empezaron a respetar y empieza a funcionar mejor su organismo. ¿Depende de quién, de Dios, de mi familia, de mi pareja, de mi amante de los demás que me apoyen? ¡No señores!, depende única y exclusivamente de mí, de lo que yo haga, por mí y para mí.

Entonces, si estoy decidido a cambiar, voy a tener el valor y la humildad para hacerlo bien, y si me dicen que tengo que acostarme a las nueve de la noche, pues me acuesto. Voy a desconectarme de allá, porque aquí es diferente y si en las mañanas me recomiendan caminar descalzo en el pasto frío, pues camino; si tengo que bañarme a vapor y con agua fría, pues lo hago. Todo esto tengo que aceptarlo, porque no sé qué resultados tendrá mi cuerpo. Es muy importante darme la oportunidad de hacer las cosas diferentes, para que también vaya acabando con tantos prejuicios.

LOS PREJUICIOS

Los prejuicios son limitantes y éstos no nos dejan hacer muchas cosas. Según el diccionario la palabra prejuicio está compuesta por dos palabras: *Pre* que es una preposición y quiere decir antes de, y *Juicio*. Luego entonces:

> **Prejuicio:** acción y efecto de prejuzgar, criterio y opinión formados en el hombre o en la sociedad sobre determinadas costumbres o acciones que impiden y frenan la natural evolución de la sociedad humana y limitan, sin razón, la libertad individual en forma subjetiva.

Aquí menciono algunos, porque me imagino, que cada quien tiene por lo menos uno, ¿o no? "Si no están desinfectadas las verduras, ¿qué pasa, se las comen así?" Éste es un prejuicio y tenemos miedo a comerlas si no están desinfectadas, ¿por qué?, por todo lo que hemos escuchado y nos han dicho: que tienen parásitos y amibas.

"No te mojes las manos después de planchar porque te dan reumas." "No te acuestes a dormir con el cabello mojado porque vas a amanecer con dolor de cabeza." "No respires aire frío porque te da pulmonía", "No te bañes con agua fría porque agarras una pulmonía cuata"; hay quienes tienen más. Pero nosotros sabemos que sólo son eso, prejuicios y nada más. ¿Por qué?, porque aquí también nos estamos quitando los prejuicios.

Al caminar descalzos en el pasto o piso frío se combaten muchos problemas de nuestro cuerpo y el respiratorio es uno de ellos; pero alguien me había dicho que salían juanetes si pisaba descalzo el piso frío teniendo los pies calientes. Yo conozco personas que tienen juanetes y nunca han pisado descalzos el piso frío. Si esto fuera verdad, imagínense a todas las personas saliendo de aquí, del Centro Naturista Daniel Arreola, ya serían candidatas en un futuro a tener juanetes.

El doctor Mc Millen comenta en su libro *Ninguna enfermedad* lo siguiente: Estos casos ilustran un tema interesantísimo de la medicina moderna.

Con cada año que pasa conseguimos mayor comprensión de la capacidad que tiene la mente *(psiquis)* para producir diversos trastornos en el cuerpo *(soma),* de ahí el término sicosomático. La tensión emocional invisible en la mente, es capaz de producir en el cuerpo cambios asombrosamente visibles que pueden llegar a ser graves y mortales.

¿Cómo pueden, ciertas emociones, causar enfermedades físicas como dolor de cabeza y lesión cerebral, embolias del corazón, úlceras sangrantes del aparato digestivo, contracción de los músculos de la espalda, gangrena e inmovilización de las piernas; y hasta la muerte, como el caso de la artista mexicana Mariana Levi, por mencionar sólo unas cuantas?

El cerebro, donde se procesa toda la tensión emocional, es el centro de control del cuerpo entero. Desde allí, millones de fibras nerviosas salen hacia cada órgano de la persona.

Las sustancias químicas liberadas por dichas fibras controlan o influyen en cada una de las reacciones que se producen en cada órgano del cuerpo. Ya que nuestra salud depende del equilibrio de todas esas reacciones químicas, no es de extrañar que el trastorno emocional en nuestros cerebros pueda interrumpir las reacciones en un órgano muy alejado de él y causar alguna enfermedad.

El cerebro produce esos cambios generalizados mediante tres mecanismos principales: *alterando la cantidad de sangre que fluye hacia un órgano, afectando las secreciones de ciertas glándulas y cambiando la tensión de los músculos.*

En el primer caso veremos cómo funciona la mente en nuestro cuerpo. Cuando el cerebro recibe un mensaje positivo, los influjos nerviosos de éste iniciaron inmediatamente el proceso de curación haciendo funcionar las glándulas, músculos, nervios y todos sus sistemas de defensa normalmente. En cambio, con el mensaje negativo del segundo caso, los centros emotivos del cerebro enviaron impulsos rápidos a través de su sistema nervioso y se presentó la enfermedad inmediatamente. Veremos, además, las reacciones correspondientes en cada caso de acuerdo a la forma de pensar de cada individuo.

Caso positivo: Doña Mary "La Señora Amarilla" de 63 años, internada en el hospital por ictericia, la enfermedad por piedras en la vesícula, que pinta la piel de amarillo y los ojos de blanco. A esta mujer la visitaba un médico amigo de su hija y la veía muy mal, le sugería que se internara para hacerle unos estudios y si fuera necesario operarla para extraerle esas piedritas de su vesícula.

El médico le decía que de esa forma iba a recuperar su color normal y dejaría de estar amarilla. Ella era muy renuente, además de negativa no aceptaba sus sugerencias, total que conforme pasaba el tiempo se sentía más mal y llegó el momento en que, por la insistencia de su hija, las sugerencias del médico y lo mal que se encontraba accedió.

Resulta que a esta mujer la programaron para una operación urgente y se descubrió, al momento de abrirla, que no eran piedras en la vesícula lo que padecía, era un cáncer brutal que le abarcaba todo el vientre, allí donde se suponía, habría simples piedrecillas.

Así que no se podía hacer nada, sencillamente se vio que el cáncer era inoperable y, sin más, le cerraron el abdomen otra vez para que viviera lo que tenía que vivir. Le pronosticaron a la hija que no duraría más de 30 días, a lo sumo un par de meses. Sin embargo, siempre y en cada momento algo nuevo puede pasar, porque la realidad siempre está abierta a lo maravilloso y puede ser más mágica que la varita de un mago.

Sucedió que, en la sala de recuperación, la hija de doña Mary insistió en que no se le dijera la verdad. "Es que mi madre es más terca que las mulas, si le dicen que tiene cáncer y el tiempo que le queda de vida, les aseguro que se muere inmediatamente." Por esta razón, en cuanto Mary se recuperó de la anestesia el médico se acercó y le dijo: "Señora, la operación fue un éxito, tenía cálculos en la vesícula y se los hemos quitado totalmente", y las enfermeras hicieron lo mismo.

La verdad es que todos los del quirófano sabían que aquella mujer amarilla no viviría más de dos meses. Los días y los meses pasaron en aquel hospital donde se moría y se nacía a cada momento. Después de ocho meses, volvió la señora amarilla, pero radiante y sin la piel pigmentada. Cuando la vio el médico que la operó no podía creer lo que sus ojos estaban viendo e inmediatamente la hizo pasar a su consulta. Le hizo los exámenes de rutina, y más sorprendido quedó cuando comprobó que, por más que buscó, no aparecía ninguna enfermedad.

Después, al platicar con el médico, doña Mary le confesó, así despacito y sin prisas, pero más que tranquila, algo que le pareció increíble, pero que explicaba todo. "Sabe doctor, cuando me internó en el hospital, hace ocho meses con ictericia, yo nunca le creí que tuviera cálculos en la vesícula y de lo que sí estaba segura es que mi problema era cáncer, pero me sentí tan aliviada después de la operación, cuando me dijo que habían sido cálculos en la vesícula, que decidí no enfermarme más."

En este ejemplo podemos ver que la causa de la curación de esta mujer no fue el medicamento, sino la mente, porque el placebo no fue la medicina de mentiritas, sino la operación totalmente inútil, la que, al abrirle el abdomen la convenció del milagro de no estar enferma de cáncer. Seguramente en la época de Jesús de Nazaret esta mujer hubiera escuchado "Tu fe en que podías curarte es lo que te ha sanado".

Caso negativo: Aquí veremos a un fumador crónico y cómo la fe negativa también produjo la enfermedad que no existía.

Se trata de aquel hombre que llevaba varios años fumando un promedio de 60 cigarrillos por día, a lo que su mujer le pedía que ya no fumara tanto y en cierta ocasión, y por insistencia de su esposa, aceptó tomarse una radiografía en la que apareció una sombra gris redonda del tamaño de una moneda ubicada en el lóbulo inferior del pulmón izquierdo.

Cuando se le avisó a este fumador compulsivo la existencia del enfisema, empezó a toser como nunca y al día siguiente empezó a escupir sangre: "Estoy muy enfermo y me siento pésimamente mal". La situación del enfisema se agravó de tal forma, que solamente duró dos meses a partir de que le dieron los resultados de la radiografía.

Pasado un tiempo del fallecimiento, la esposa estaba acomodando unas maletas en el closet, cuando de repente vio un sobre amarillo que contenía unas radiografías que eran de su esposo. No descartó la oportunidad y en cuanto pudo fue a ver al médico de su esposo, pues él había detectado el problema por el cual éste murió. Sin embargo, se comparó la radiografía reciente del pulmón con la otra que se le había tomado cinco años atrás y, para sorpresa de todos, pusieron juntas la nueva y la antigua y fue casi imposible diferenciarlas.

¿Cómo vivió cinco años con la sombra gris redonda, en forma de moneda maligna en el pulmón, sin toser y sin escupir sangre?; y ¿cómo esa misma sombra lo mató en 60 días? La única respuesta es ésta: la realidad es mágica y la creencia de que se puede dominar con la mente también. Porque los pensamientos se convierten en realidad y ese poder invisible que existe en nuestro interior puede transformarse en vida o muerte, según la fe de cada quien.

Bueno, pues continuemos con lo que estábamos. Hay personas que dicen que no se bañan con agua fría porque les da gripa, se les cierra la garganta y quién sabe cuántas cosas más. Sin embargo, yo he comprobado lo contrario con la práctica; o sea, tenemos que hacer a un lado los prejuicios que, ya vimos, son limitantes; y si los acepto me estoy negando el derecho de vivir; luego entonces, ¿qué estoy haciendo aquí?

A nivel medicina y salud, mucha gente viene con la información de su médico y lo que hace es guiarse por ella. Sin pensarlo está dejando la responsabilidad de su cuerpo al doctor, y entonces tiene que aceptar la disciplina que le recomiende el galeno, tomar sus medicamentos y seguir sus indicaciones "como debe de ser..."

Si, por ejemplo, alguien viene a internarse aquí al Centro Naturista con problemas respiratorios como asma, bronquitis o tuberculosis, desde luego que viene con la información de su médico, y las recomendaciones son las siguientes: no te bañes con agua fría, no camines descalzo, cúbrete bien, cuando salgas tápate lo mejor que puedas y no respires el aire frío. Trae consigo esa información y si se le pide hacer lo contrario empieza a sufrir, y le va a costar mucho trabajo aceptar lo que le piden que haga.

Al examinar el iris de sus ojos se le comenta sobre su asma y se le recomiendan las prácticas anteriores, ¿cuál creen ustedes que será su reacción? Y si el problema es el corazón: desde mañana vas a empezar a hacer ejercicio, caminar es lo más indicado pero poca distancia. ¿No se defenderá?, es lo más lógico: "¿¡Usted se hace responsable de lo que me pase!?, porque mi doctor me dijo que no hiciera nada de eso y usted dice que sí; que inhale aire fresco por las mañanas y mi médico me lo prohibió; que no pisara descalzo el piso frío y menos tan temprano; que no me bañara ni con agua caliente y usted me dice que me bañe con agua fría. Usted sí que está loco, y, ¿qué pasa si me muero, ¡usted va a ser responsable!?"

Eso hemos hecho toda la vida, en primera, porque no creemos ni aceptamos nuestra responsabilidad. ¿Cómo que soy responsable de mi enfermedad? Si las enfermedades llegan de repente y no avisan, son obra de los microbios, del demonio, o tal, vez un castigo divino. Eso es lo que creemos y, por lo mismo nos hemos limitado a esos pensamientos, porque no hemos tenido el valor de darnos la oportunidad de ser nosotros mismos. Somos lo que quieren que seamos, o dicho de otra forma, somos el resultado de esas enseñanzas y, también, de nuestra cultura pues perdimos, como personas, nuestra libertad individual.

Ya vimos al principio el significado de persona íntegra o integral y no estamos funcionando así, nos siguen manejando y lo triste es que aceptamos que lo hagan, que nos muevan como quieran, no importa quién sea lo puede hacer, porque siempre lo hemos aceptado así, podríamos hablar de que nos prestamos a que nos manejen como objetos, yo pienso que sí.

En la filosofía y las creencias de los nahuas, decían que: *El hombre fue hecho de madera.* ¿Saben por qué? Yo tampoco lo sabía, pero en cierta ocasión viendo la película de caricaturas que se llama "Pinocho" (¿recuerdan de qué trata esa película? Es un muñeco de madera, un títere), fue cuando *me cayó el veinte* y me dije: ¿será eso lo que dicen los nahuas, que somos hechos de madera porque nos manejan como títeres? Pues fíjense que sí. Es triste, pero es verdad. No sé si sepan que en los laboratorios tienen unos animalitos para hacer experimentos. Les dicen *conejillos de indias* y sirven para probar medicamentos y las reacciones que producen éstos en el cuerpo. No deja de causar pena por ellos, pues con las pruebas que les hacen van perdiendo la salud, algunos no resisten los experimentos, merma su salud y mueren en la prueba.

Otros son más resistentes y soportan mejor este trato, pero llega el momento en que mueren, y ¿por qué?, porque están indefensos. No pueden hacer nada para evitar que les metan una jeringa y los inyecten, porque ellos no piensan y, además, no sabrían cómo evitarlo, están indefensos.

Pero, ¿qué tal con nosotros los seres humanos que tenemos forma de defendernos? Podemos pensar, actuar, elegir, decidir y no hacemos nada, ni siquiera nos defendemos contra esas agresiones, aunque, desde luego, no estamos en un laboratorio pero nos hemos prestado, aunque inconscientemente, a ser conejillos a nivel mundial, para ver qué resultados dan los medicamentos y ¡nadie dice ni hace nada! Hipócrates, el padre de la medicina lo dijo hace más de 2500 años: "Curar sin dañar".

Cuando llega la época de las vacunas empieza la propaganda y la tarea de meterle miedo a la gente para cuando el médico les recomiende vacunarse lo hagan sin chistar; y si me dicen que me inyecte, pues me inyecto; que tome estos medicamentos, pues los tomo; te tomas este jarabe, pues me lo tomo, porque eso es lo que me están recomendando y tengo que hacerlo si quiero curarme. Y la pregunta obligada es: ¿qué cosa me va a hacer esto?, y ¿realmente te ha curado? Después veremos los resultados. Fíjense hasta dónde hemos llegado.

Pero, y ¿qué cosa digo yo? Pues de salud no sé nada, pero ¿ellos sí saben? Bueno, entonces que me guíen, ellos deben saber. ¿Se dan cuenta por qué decían los nahuas que el hombre fue hecho de madera?, porque no tenía conciencia pero la fue adquiriendo.

¿Recuerdan que "Pepe Grillo" era la conciencia de Pinocho? Ésta era muy pequeñita, quizá se compare a la del ser humano que no tiene la conciencia a su nivel. Conforme Pinocho crece en conciencia el "Hada madrina" le va dando oportunidad de seguir siendo muñeco de madera, pero ya con movimiento propio y le dice: "ahora serás tú el que actúe y tome sus propias decisiones" y, conforme crece va llegando a la plenitud y, en ese momento, deja de ser muñeco y se convierte en un ser humano consciente.

Quizás con la oportunidad que nos estamos dando aquí para aprender y hacer algo diferente, conocer aunque sea algo relacionado con mi salud y de acuerdo a la constancia con que lo hagamos, podamos llegar, como Pinocho, a ser conscientes y responsables de nuestro propio cuerpo, porque ésa es la casa que estamos habitando, pero siempre hemos permanecido fuera de ella y solamente conocemos la fachada. Sabemos cómo se llama pero no sabemos cómo está por dentro ni cuáles son sus necesidades porque no teníamos las llaves; pero ahora sí la podemos habitar y podemos empezar a sentir este cuerpo para que no tengamos que arrastrarlo sino usarlo porque es nuestro. Entonces tenemos la capacidad suficiente para que trabaje y viva en armonía con la propia naturaleza y, el tiempo que viva, ¡que viva, que tenga armonía y calidad de vida!

Creo que se va entendiendo esto, ¿verdad? Nuestro cuerpo no debe ser un estorbo por la falta de energía y que tengamos que cargar con él. Si hoy está enfermo, desvitalizado y cansado no le podemos exigir que funcione bien porque en su sangre arrastra gran cantidad de toxinas y, por lo mismo, está perdiendo su energía y nos cuesta mucho trabajo recuperarla. No podemos desarrollarnos como seres humanos y alcanzar la plenitud, precisamente por nuestra irresponsabilidad, por esa inconsciencia, por esa ignorancia y por la falta de información que no teníamos y que necesitamos con urgencia.

Entonces en esta escuela vamos a conocer una filosofía nueva de la vida y desaprender lo que sabíamos hasta este momento de nuestra vida. Necesitamos aprender, entender y realizar algo diferente. Lo aplicaré en mi persona, no en los demás, porque soy yo el que aprovechará la oportunidad; y ahora si le pedimos a Dios que nos ayude, nos va a ayudar porque ya no lo hará El solo, sino con su ayuda lo haremos los dos juntos. El solo no puede hacernos el milagro si nosotros no queremos. Parece mentira pero necesita nuestro consentimiento. ¿Cómo la ven? Por eso nos dio libertad, voluntad, individualidad y libre albedrío para que decidiéramos nosotros mismos, además, nos hizo diferentes a los demás y todos tenemos las mismas oportunidades; sin embargo, si decidimos irnos al pozo pues nos vamos. El no lo va a evitar porque es nuestro deseo. El solamente nos verá con pena y punto, pero no detendrá la caída. Fue nuestra decisión y de nadie más.

Pero si hacemos lo contrario y tomamos los elementos, las herramientas, las riendas de nuestra vida para llegar a ese conocimiento pleno, El nos ayudará y le va a dar mucho gusto, porque todas aquellas personas que le han pedido que las ayude, que las cure y no les ha hecho el milagro de la salud, es precisamente porque todo lo tenemos aquí al alcance de nuestra mano y nadie hace nada. Tenemos aire, sol, tierra, agua, alimentos y ¡todo es gratis señores! No tenemos que pagar por ellos, pero no los usábamos porque desconocíamos sus bondades y hoy sabemos que nos pueden dar vida. Aquí también nos cambiaron el mensaje, ése es el problema. Nos falta información, por eso ven que les estoy diciendo que necesitamos desaprender lo que hemos aprendido.

Esto quiere decir que ¿estamos mal educados en lo que se refiere a la salud?, pues claro que sí y es lo más seguro, porque la razón principal de nuestra falta de salud es la ignorancia, además, de la falta de interés por ella. Entonces entendamos bien, necesitamos mucho entusiasmo, mucha fe, ya que no veremos cómo lo hará nuestro cuerpo, pero lo hará. Contamos con las herramientas y tenemos todos los elementos necesarios que nos llevarán al estado de salud deseado; pero que conste, depende de lo que hagamos nosotros, no de lo que digan y piensen los demás.

La energía máxima de la vida nos está dando la oportunidad y si queremos aprovecharla, pues ¡qué padre! Y si no, igualmente. Tenemos que hacer lo que sea necesario y punto.

El experimentado terapeuta Horacio Jaramillo Loya nos comenta en su libro *Los hechizos de la mente* que: "La mente se parece y es semejante a un espejo, porque cuando está limpio y bien pulido para cualquier lado que lo pongamos capta y refleja perfectamente todas las imágenes. Pero si este espejo está sucio, empolvado y que no lo han limpiado en mucho tiempo, no captará ni una sola imagen."

Si nosotros queremos que nuestra mente-espejo, capte las imágenes nuevas que vamos a ver y aprender aquí, es necesario pulirlo perfectamente. Esto quiere decir que ¿necesitamos descartar las viejas enseñanzas?, pues desde luego que ¡sí! pero aprenderemos algo diferente. Y qué pasará después. Pues tendremos dos opciones en las cuales cada uno decidirá qué hacer, porque ese don del que todos disponemos, el de elección, ahora podrá funcionar y en cuanto conozca esta otra opción diferente a la que conocía, podrá evaluar y utilizar, inclusive, su sentido común o su lógica para decidir cómo voy a vivir, pero ésa será mi responsabilidad.

Anteriormente podíamos echarle la culpa a todo mundo porque no sabíamos, ¿pero ahora?, yo voy a ser el responsable de mi propio cuerpo, de que tenga o no salud porque yo voy a decidir cómo quiero estar, pero ésa será mi responsabilidad.

CONCLUSIÓN

Llegamos a la conclusión de este tema que es *Abrir la mente* y no hay que olvidar que: "La salud es responsabilidad, única y exclusivamente, de cada quien, no es de familia, ni de pareja, ni de comunidad, ni de padres a hijos, es personal e individual." Si yo hago lo indicado para tener salud, voy a tener salud; si mis hijos quieren tener salud tienen que hacer lo mismo. Ni mi preocupación ni mi amor por ellos les puede ayudar; bueno, ni siquiera les puede proporcionar un gramo de salud, sólo ellos lo podrán hacer.

Le corresponde a cada uno, como persona, como individuo, hacer funcionar bien su propio organismo teniendo los conocimientos, las herramientas y los elementos de vida. ¡Hombre!, no tiene por qué fallar ese cuerpo maravilloso que es el nuestro.

Yo espero, ya que se animaron a quedarse a tratamiento, que conozcan lo mejor y lo diferente para ustedes. Háganlo bien, yo no sé, nadie sabe si ésta será la única oportunidad que tengan. No lo sabemos, pero, ¿qué tal si pescan esta oportunidad y no la sueltan, se agarran siempre a ella y se mantienen firmes, decisivos, con carácter y con amor hacia ustedes mismos?, pues ¡ya la hicieron! ¿Saben por qué?, porque así lograrán normalizar las funciones de su organismo, valga decir, recuperarán la salud.

Aparte de los cinco pasos que mencioné al principio, vamos a ver, cuatro puntos muy importantes de los que siempre hablaré.

1. La *alimentación*. Es el punto clave y básico, además el más importante para recuperar la salud. Vale la pena decir: es el secreto de la salud. Los dos puntos o pilares fundamentales donde descansa ésta son: *Alimentación y desintoxicación o eliminación* ya que fallando uno de ellos faltará la salud.
2. Los *hábitos*. Debemos cambiar algunos y mejorar otros. Hablando de los alimentos es necesario determinar los horarios de acuerdo a nuestras actividades, pero no sólo eso, sino respetarlos ya que de la alimentación y la disciplina depende la salud. Y el otro gran reto es el ejercicio, por lo regular no tenemos la educación de que éste es muy importante para recuperar la salud y lograr que nuestro organismo y nuestros sistemas respiratorio y circulatorio mejoren su funcionamiento.
3. La *desintoxicación*. Entre menos toxicidad tengamos en nuestro organismo mejor funcionará; pero para que esto suceda es necesario mantener nuestros riñones, intestinos, pulmones y piel trabajando al 100% de su capacidad consumiendo alimentos naturales. Recuerden que mientras se mantengan dentro de los límites de desintoxicación no habrá problema, pero si se rebasan éstos, entonces se presentarán los síntomas o enfermedades.
4. Las *terapias, prácticas o tratamientos.* De las más importantes que se recomiendan son la frotación de agua fría al despertar, un baño de asiento o genital en el día, que puede ser dos horas después del desayuno o comida, o media hora antes de la comida o cena; baño de vapor en la mañana, si dispone de él y ejercicio, estas prácticas serán de gran ayuda para su bienestar.

Y, por último, ya para finalizar, recuerden siempre que nuestra esencia principal es el amor, estamos y fuimos hechos con amor y la salud está dentro de nosotros esperando pacientemente la oportunidad de aflorar y manifestarse a la vida, y para que esto suceda necesitamos librarnos para siempre del miedo.

En el Centro Naturista tenemos como logotipo la palabra "DAR". Si nos acostumbramos a dar estamos ejerciendo esa ley natural de causa y efecto ya que al dar recibimos. Ya es tiempo de olvidar el pasado, de vivir el presente y no pensar en el futuro pero sí prepararlo sin obsesionarnos con él pues no sabemos si existiremos el día de mañana.

Existir significa nacer continuamente. Si vivimos bien el aquí y el ahora estaremos preparando nuestro futuro. Olviden su pasado, sobre todo, si está lleno de culpas o recuerdos desagradables que no pudieron controlar porque no estuvo en sus manos, las cosas que tienen que pasar van a pasar aunque hagamos lo que hagamos.

La muerte no es una decisión personal pero sí es algo inevitable y ninguno vamos a escapar de ella, pero mientras llega tenemos un compromiso con nosotros mismos y es vivir sólo este día. Si logramos quitarnos esas culpas inexistentes tendremos la oportunidad de cumplir con ese mandamiento religioso de "ama a Dios y a tu prójimo como a ti mismo".

Nunca olvides, y recuerda, que tú eres la medida y no los otros antes que tú. Tengan un buen día y:

¡Vivan intensamente su presente con salud!

Paso número 2

ALIMENTOS NATURALES Y PROCESADOS

(Martes: segunda plática)

BUENOS DÍAS, ¿cómo están durmiendo, bien? ¡Qué bueno!, me da mucho gusto. El tema que nos ocupa hoy es el de los alimentos, dentro del cual veremos los alimentos naturales y los procesados.

Manuel Lezaeta Acharán en su libro *La medicina natural al alcance de todos* nos comenta, en el capítulo número dos, sobre: "Los preceptos que la ley natural impone al hombre como condición para mantener la normalidad orgánica y la salud" están compuestos por 10 mandatos que son:

1. Respirar aire puro
2. Comer exclusivamente productos naturales
3. Ser sobrios constantemente
4. Tomar agua natural
5. Tener suma limpieza en todo
6. Dominar las pasiones
7. No estar ociosos
8. Descansar y dormir sólo lo necesario
9. Vestir sencillamente y con holgura
10. Cultivar todas las virtudes procurando siempre estar alegres

Ahora veamos, según el diccionario *Encarta*, ¿qué cosa es alimento?:

Alimento: es lo que los seres humanos y los animales deben comer para vivir.

Manuel Lezaeta lo dice de esta forma: "El alimento adecuado para el ser humano es aquél que conviene a su estructura orgánica y a sus necesidades fisiológicas."

Hace más de 2500 años Hipócrates, el padre de la medicina lo definió así: "Que tu alimento sea tu medicina y que tu medicina sea tu alimento."

Lo demás es comida procesada (cocinada o tratada industrialmente), desnaturalizada y como han dado en llamar en nuestra actualidad, comida chatarra.

Veamos lo que nos dice el doctor Elmer Grüm en su libro *Cómo desintoxicarnos,* ya que él forma tres grupos de alimento y son:

- **Grupo A.** Está constituido por granos, cereales, frutas y frutos oleaginosos (la nuez y la almendra), legumbres (frijoles, chícharos, habas) y hortalizas (betabel, zanahoria). Con estos vegetales, *el cuerpo humano recibe energía y estímulo, activa la eliminación de toxinas y se mantiene sano.* Entre ellos hay que reservar un lugar aparte a los brotes (germinados), pues en el inicio de su crecimiento *los vegetales son muy digeribles y asimilables en sustancias regeneradoras* (vitaminas, minerales, enzimas, oligoelementos, aminoácidos). Se recomiendan especialmente los de soya, alfalfa, trigo, girasol, berro y garbanzo.
- **Grupo B.** Este grupo incluye alimentos de origen animal: todos los tipos de carne, el pescado, los productos lácteos y los huevos. Se trata de elementos nutritivos, pero *su asimilación se realiza a costa de alguna pérdida de vitalidad, y por lo general dejan algún grado de intoxicación* remanente, sobre todo cuando median un tiempo prolongado de almacenamiento y tratamientos de conservación (refrigeración o congelamiento).
- **Grupo C.** Este grupo está constituido por la sal, el azúcar y otros saborizantes; estimulantes como el café o el té; las bebidas alcohólicas, las grasas cocidas, el gluten, los conservadores, los colorantes, aditivos y sustitutos químicos. *Estas sustancias son inútiles* y, por lo general, *perjudiciales.* Sin embargo, hay que advertir que el cuerpo necesita una cantidad mínima de sal (cloruro de sodio), pero no la gran ingestión diaria que determinan las comidas fuertemente sazonadas.

ALIMENTO NATURAL

El tema que nos ocupa este día, que es el paso número 2 es: *Alimentos naturales y procesados;* y es, además, el segundo mandamiento de Lezaeta: **Comer exclusivamente productos naturales.** Así mismo, es bueno saber la opinión que nos da Alain Sauri en su libro *La salud por el ayuno:*

Señalemos no obstante, desde este momento la importancia de la respiración, apta para acelerar los intercambios orgánicos y la asimilación de los alimentos. Sepamos así mismo que todo es alimento: la buena relación con nuestros semejantes, la naturaleza, los animales, el pensamiento, la música, los olores, la oración, la creación artística o artesanal, las verdaderas relaciones amorosas... y no olvidemos que cualquier alimentación que dé pruebas de sectarismo y que produzca escepticismo es mala en cierto modo; no olvidemos también que el cuerpo fabrica sus propios venenos: un pensamiento envidioso es más nefasto que el consumo de dulces o de carroñas.

Determinemos cuál es el alimento natural; después del aire, que es el primer alimento y el primer medicamento, para nosotros los seres humanos son las frutas, verduras, vegetales y semillas crudas que nos ofrece la naturaleza y satisface las necesidades del cuerpo.

En efecto, los árboles frutales toman energías sutiles y fulgores solares que se transforman en elementos constructivos, en forma de diferentes frutas. Veremos, a continuación, un comentario del doctor Bidaurrázaga:

> Las frutas, al penetrar en nuestro organismo como alimento, aportan elementos de un valor incalculable, tan elevado, que se convierten fácilmente, con un mínimo de esfuerzo de los órganos digestivos, en materia viva orgánica.
>
> Alimentándose de frutas el hombre toma las energías solares condensadas en forma plástica y las transforma en su organismo en energía vital, movimiento, calor, luz interna y en el mismo tejido o contextura.

Advirtiendo lo anterior el alimento natural no debe estar cocido, frito, fermentado o industrializado. Todo lo que nos venden hoy en día como alimento natural y que viene envasado o embotellado, pueden ser cereales de trigo, de arroz, de maíz o jugos "naturales" que ya están desnaturalizados, transformados y adicionados con nutrientes químicos, no son naturales por mucha propaganda que les hagan, pues ya sufrieron un proceso o transformación.

ALIMENTOS PROCESADOS

Y, ¿qué nos dicen en su libro *Vida sana* Harvey y Marilyn Diamond referente a los alimentos procesados:?

> El término **alimento procesado** se usa constantemente y hay quienes piensan que es otra clase de alimentos. Procesado se refiere a procedimientos que, en última instancia, deterioran la salud. Esta palabra también se puede cambiar, acertadamente, por destruido. Por lo consiguiente, procesado es la práctica que consiste en tomar un alimento en perfectas condiciones, que contiene todos los nutrientes necesarios para prolongar la vida, *privarlo de ellos y ofrecerlo a la venta*.
>
> Este proceso se compone de diferentes etapas, como son: manejar este alimento creado por la naturaleza, desnaturalizarlo y agregarle sustancias químicas, como veremos a continuación. La cantidad de aditivos incorpo-

rados a los alimentos, sólo en EU, se calcula en varios cientos de millones de kilos al año.

Después de esto se busca el permiso con las autoridades correspondientes para ofrecer el producto a los consumidores. Luego viene la presentación, ya sea en cajas, envases o embotellados y no debe faltar el mensaje de *100% natural* para hacerlo más atractivo. Por último la publicidad para convencer a los futuros compradores.

Esto quiere decir que, dicho producto, se desnaturaliza y desvitaliza: se adultera, deteriora, fragmenta, degrada de diferentes formas hasta que ya no se parece a lo natural que fue. Se le añaden sustancias químicas para que no fermenten y disminuya la humedad; aditivos, colorantes, saborizantes, edulcorantes, tintes, aromatizantes y preservativos para que no se echen a perder. Y aquí lo más genial del asunto, les agregan los nutrientes que les quitaron y hasta un poco más, pero sintéticos o artificiales, para compensar lo que perdieron en el proceso.

Esto es ¡imperdonable! Veamos estos ejemplos, pero, ¿creen que realmente son 100% naturales después de todo este proceso?

Ejemplos

Ejemplo 1. En Estados Unidos existe la Asociación Nacional de Procesadores de Alimentos (ANPA) cuya tarea consiste en procesar la comida. El señor Paúl A. Stitt es un bioquímico dedicado a ayudar a que los norteamericanos adquieran auténticos alimentos y denunciar a los grandes gigantes de la alimentación que invierten millones de dólares en campañas publicitarias para convencer a la gente que debe comer esos alimentos sin valor alimenticio. El señor Stitt trabajaba en una gran empresa de alimentos procesados y descubrió un informe que habían impreso en 1942. Hablaba de un estudio que se administró a ratas, formado por cuatro grupos:

Grupo 1. Les dieron trigo integral, agua, vitaminas y minerales, estas ratas vivieron más de un año.
Grupo 2. Les dieron trigo inflado, un producto que vendía la empresa, agua y las mismas vitaminas y minerales. Estas ratas vivieron ¡solamente dos semanas! Su muerte no se debió a desnutrición, sino al carácter algo tóxico del trigo inflado.
Grupo 3. Recibieron agua y azúcar blanca. Estas ratas vivieron un mes, y al
Grupo 4. Les dieron solamente agua y los mismos nutrientes. Estas ratas vivieron unos dos meses.

Ejemplo 2. Estudio realizado por el doctor Francis M. Pottenger con alimentos vivos y cocinados, publicado en el American Journal of Orthodontics and Oral Surgery. Este estudio lo realizó durante 10 años utilizando 900 gatos sometidos a dietas controladas. Los resultados fueron evidentes, convincentes y no puede existir ninguna duda por la superioridad de los alimentos vivos con respecto a los cocinados.

Los gatos alimentados con alimento vivo y crudo tuvieron gatitos sanos año tras año, no padecieron ninguna enfermedad, conservaron su salud íntegra y no se presentó ninguna muerte prematura; ésta fue consecuencia de la vejez.

Los gatos que consumieron el mismo alimento, pero cocinado, tuvieron todas las dolencias modernas de la humanidad: enfermedades cardiacas, cáncer, problemas renales, de la glándula tiroides, neumonía, parálisis, pérdida de dientes, artritis, dificultades en el parto, disminución del interés sexual, diarrea, irritabilidad intensa que resultaba difícil tratar con ellos, deterioro hepático y osteoporosis (cuyo resultado era el adelgazamiento de los dientes y huesos). Los excrementos de esos gatos eran tan tóxicos que las malas hierbas no crecían en la tierra fertilizada con ellos, mientras que proliferaban en las deposiciones de los gatos que tomaban alimentos vivos.

El remate: la primera generación de gatitos nacidos del segundo grupo de gatos estuvo formada por animales enfermos y anormales. Los miembros de la segunda generación solían nacer enfermos o muertos. Cuando llegó el turno a la tercera generación, las madres eran estériles. El doctor Pottenger realizó experimentos similares con ratones blancos y los resultados coincidieron con los de las pruebas efectuadas con los gatos.

Son muy notables los resultados con el alimento vivo y el cocinado; con esto nos daremos cuenta de lo que hemos estado haciendo con lo que comíamos diariamente, así ya no quedarán más dudas y entenderemos qué cosa es alimento vivo y natural.

La OMS nos recomienda comer productos de origen animal como son: la carne, la leche, el huevo, el pescado y los mariscos. Todo lo demás lo hemos ido complementando a través del tiempo según las necesidades y posibilidades de la gente.

El hombre, desde que existe en el planeta tierra, tiene el mismo aparato digestivo y funciona de la misma forma, esto quiere decir que no ha cambiado.

El alimento debería ser exactamente el mismo que era anteriormente. Sin embargo, en la actualidad vemos que casi toda la gente compra su comida en el supermercado y procura muy poco el alimento natural. Podemos observar a los irracionales que viven en libertad que buscan su alimento natural de forma instintiva tal como lo ofrece la naturaleza.

Si hablamos de un carnívoro vemos que éste mata a su presa y en ese mismo momento se la come, no tiene que preparar la carne. Una liebre, un venado y una jirafa igualmente comen hierba, pero un ser humano que vive en libertad, un ser racional que no está sujeto a normas de civilización, digamos sin educación y que no vive en una ciudad, come lo que le ofrece la naturaleza. En este caso estoy hablando de los huicholes, que tienen un sistema de vida parecido al de este Centro Naturista. Los nómadas que viven en los desiertos y los seres humanos que viven en las selvas amazónicas.

Ellos siembran, cosechan, algunas veces cazan y comen huevos de gallinas criadas por ellos mismos, matan a sus animalitos pero de vez en cuando y, entre ellos, hay individuos longevos que alcanzan los 138 años de edad, trabajan, caminan y, lo más importante, que aparte de no estar enfermos se valen por ellos mismos y no son problemas para la comunidad. En las ciudades ya no se ve eso, lo que sí es muy común ver personas de diferentes edades que llevan a cuestas sus enfermedades, y esto señores, es un problema muy serio para las familias y la comunidad.

Nos dejamos guiar por lo que nos dicen e informan. Pero cuando tenemos acceso a nueva información casi siembre hay resistencia hacia la misma. Somos medio extraños con estos acontecimientos y rechazamos automáticamente cualquier cosa. ¿Por qué reaccionamos así?, porque nos da flojera cambiar y no queremos experimentar; preferimos mejor seguir así, con lo que conocemos, que probar algo diferente. Ultimadamente, todo el tiempo así lo hemos hecho , ¿qué más da continuar igual hasta el fin?

No sé si tengan conocimiento de lo que sucedía en los hospitales, hace aproximadamente unos 100 años, todo lo relacionado a la falta de higiene que reinaba en una gran mayoría de ellos.

> Se sabe por la literatura, que existió un médico que pedía la higiene a sus colegas cuando hicieran alguna intervención quirúrgica o autopsia de alguna persona que había fallecido, les recomendaba lavarse las manos, porque muchas veces saliendo de la autopsia iban a atender un parto y no tenían higiene, desde luego, que esto traía sus consecuencias.
>
> Sin embargo, aquel médico, en su tiempo fue boicoteado, rechazado y tildado de loco hasta tal punto que tuvo que abandonar la carrera de medicina, sólo por esa idea que se le ocurrió. Los médicos por flojera preferían no perder tiempo e ir a atender al paciente en turno. Murió loco en un manicomio. Y hoy se sabe, en la actualidad, que la higiene es lo que priva en los hospitales hasta el grado de la esterilización.

Lo mismo le sucedió a Graham Bell, inventor del teléfono, ¿lo recuerdan? Ahora, tenemos teléfonos públicos y en casa; estamos invadidos por los celulares. Imaginen por un momento qué hubiera sucedido si éste les hubiera hecho caso a todos los que se oponían. Posiblemente nos seguiríamos comunicando con señales de humo. Pues también a él le dijeron que estaba loco, sin embargo, tenía ese sueño y lo llevó a cabo. Ahora comprenderán por qué aquí en el Centro Naturista nos dicen que estamos locos. La información que aquí les damos y que leerán en este libro es referente a la salud y a lo que estamos acostumbrados a comer, lo cual es bien difícil de aceptar. Siempre pasa lo mismo con la nueva información.

A las personas que vienen al Centro Naturista y asisten a las pláticas de orientación son a las que realmente les interesa conocer este régimen. Y los demás, seguirán con sus mismos conocimientos y pensarán que lo que hacen aquí sirve solamente para curar enfermedades como cuando se toma un medicamento mientras se está enfermo. Esto señores, no funciona así.

Éste es un régimen de vida sana y sirve para vivir sanamente mientras estemos vivos –desde luego que hay quienes se cansan de estar sanos–. Si nosotros lo aceptamos, lo vivimos y lo practicamos es la forma adecuada para darnos cuenta cómo funciona esta realidad. Si sólo escuchamos pero no lo practicamos, nunca nos daremos cuenta si en verdad funciona o no.

Lo bonito de esto es que la experiencia les dará el resultado porque no es la plática, ni el diagnóstico por el iris de los ojos lo que lo hará, es lo que viva cada quien. Y no necesitamos un grupo de expertos que nos digan que estamos bien. ¡No! Ahora es al contrario, somos nosotros los que vamos a decir que estamos bien porque lo estamos sintiendo y viviendo. Y ésta, señores, "es la nueva forma de curar o sea la *Ciencia de la salud*".

Esto quiere decir que: *Es el conocimiento cierto y verdadero de las cosas por sus causas.* ¡Ley de causa y efecto! Recuerden que para convencernos de algo necesitamos vivirlo. Aquí se les está enseñando un régimen de vida sana para vivir siempre sanos. Sirve además, para prevenir enfermedades, recuperar la salud los que la han perdido, y conservarla los que la recuperen.

Cuando empezamos el régimen natural aquí en el Centro Naturista el alimento que comemos los tres primeros días es sólo de frutas. Comer de esa forma nos inmuniza de las enfermedades, –parece mentira pero eso es verdad–.

Mucha gente tiene miedo a los contagios y a las enfermedades. Cuando se bañan a vapor ponen toallas en el suelo para no pisar descalzos. Pero resulta que a algunas personas después de los primeros días empiezan con ardores enmedio de los dedos. Temen a lo de afuera sin saber lo que traen dentro de ellos.

Esto no lo sabían pero se están enterando. Dirán que estoy loco, y está bien, pero sé de lo que les estoy hablando. Son 35 años de experiencias con muy buenos resultados.

Recuerdo mi infancia, fuimos nueve hermanos y mis padres, en total 11 personas en esa casa. Mi papá era el único que trabajaba y estaba muy al pendiente de nosotros, aquí me refiero sólo a la comida. Llegaba a la 1:30 a comer, él hizo la mesa del comedor más dos bancas para que cupiéramos todos, le gustaba que comiéramos todos juntos. El se sentaba al frente y con la escoba a un lado. Mi mamá nos servía y a comer se ha dicho. Cuidado con que alguien empezara a espulgar y tratar de sacar algo del plato porque era un palo en la cabeza, y nos decía: "Te comes todo porque todo lo venden, nada regalan". Ésta fue una enseñanza porque nos obligaban a comer ¡nos gustará o no!

Respecto a esto, mi mamá nos cocinaba, una vez por semana, hígado de res encebollado o frito (a ella le gustaba). Ese día tenía cuidado de sentarme a la orilla de la banca y en dirección al pasillo. Como nunca me gustó el hígado, en un descuido de mi papá cogía la carne y la ponía en la banca a un lado de mí, pedía permiso para ir al baño y me la llevaba para arrojarla a un tinaco que había en la azotea que estaba enfrente de las escaleras. Pasó el tiempo y un día subió mi mamá a tender la ropa y me llamó para que buscara a ver qué era lo que olía como a rata muerta. Me esperé a que terminara. Me fui a asomar al tinaco. Como éste no tenía agua en el fondo vi la carne bien agusanada. Imaginen, estaba al aire libre, le daba el sol y, sin embargo, ya estaba echada a perder y oliendo a diablos.

Dentro de nosotros no hay ninguno de esos elementos, y si toda la vida hemos comido carne, imagínense ¿cómo tendremos nuestro aparato digestivo? Ahora dense cuenta de dónde vienen las enfermedades, ellas se están procesando dentro de nosotros. Debemos tener en cuenta que el alimento natural es el que nos va a curar, –aquí vuelvo a repetir–, lo hemos visto por muchos años. Lo ideal sería que nunca más comiéramos nada cocinado y sólo alimento natural, crudo y sin procesar. Pero la realidad es que no va a ser posible. Entonces por lo menos debemos saber cómo y en qué proporción comerlo.

Verán cómo, poco a poquito, esto les ayudará a recuperar la salud. Ahora bien, si logran restablecer la normalidad orgánica y recuperan la salud al cambiar sus hábitos alimenticios, verán además, qué bonito se siente tener salud.

Cuando se está excedido de peso éste se va perdiendo y uno se siente a gusto, aparte que recupera su energía. Cuando uno se enferma lo primero que pierde es el apetito, la energía y tiene ganas de acostarse debido a que su aparato digestivo tiene muchos problemas con lo que no puede digerir; está recargado y afiebrado ya que son muchos los productos que ingerimos diariamente y es cuando el cuerpo empieza a rebasar los límites de toxicidad, se presentan los síntomas y viene la enfermedad. Empieza el consumo de medicamentos químicos que el cuerpo no puede expulsar y esto aunado a la comida diaria es lo que va recargando nuestro organismo. Por lógica, un cuerpo intoxicado no puede trabajar normalmente y requiere de un proceso de desintoxicación más intenso.

Uno seguirá comiendo y tomando medicamentos y la energía se concentrará en el aparato digestivo, principalmente en el estómago, para tratar de digerir, descomponer y procesar esos productos que no son nada buenos para el cuerpo. Hay que saber que la digestión requiere de 37° C para que sea sana. Debe descomponer y fermentar los alimentos para poderlos digerir, pero cuando se rebasala temperatura se producen las indigestiones, fermentaciones y putrefacciones intestinales.

Veamos entonces que el alimento natural no tiene problemas para ser digerido. Se recomienda desde luego estar tranquilos media hora antes de la comida, durante ésta y después de terminada. La masticación y disposición mental es necesaria, y ustedes lo están viviendo ahora mismo y lo están practicando: desayunan, comen y cenan fruta durante tres días y después de una hora ya sienten el estómago vacío. Ustedes confunden ese vacío con el hambre pero sepan que sólo es eso, ¡un vacío!, que les está comprobando cuál es el alimento más fácil de digerir.

Con lo que comíamos anteriormente siempre teníamos malas digestiones y nuestro estómago permanecía todo el tiempo lleno, porque la comida mal combinada nos duraba horas, por no decir días, sin poderla digerir. ¿A qué se debía que no sentíamos ese vacío que ahora estamos sintiendo?

Pues nada menos que a las malas combinaciones, ya que para digerir las harinas se necesitan álcalis y, para digerir las proteínas animales se necesitan jugos gástricos ácidos; químicamente estos dos productos no son compatibles entre sí, ya que uno invalida al otro. Y ¿cuántas veces comemos al día?, desde luego, no una sino tres, pero esto lo veremos más adelante. Las combinaciones clásicas son harinas como las papas fritas, el arroz o la pasta, con proteína animal como la carne, el pollo, el huevo, la leche, el queso, el pescado y tantas combinaciones más.

Ahora un ejemplo de la vida de los animales salvajes en el entorno artificial de un zoológico. Aquí podremos ver las reacciones y consecuencias como son: **daños psicológicos,** por el cuidado desmedido, exagerado y humano que se les da; **orgánicos,** porque son incapaces de reproducirse por el alimento y el medio antinatural; **agresiones y mal comportamiento hacia sus crías,** por desconocer la vida en libertad y el daño que les ocasiona el alimento artificial.

Del comportamiento y la forma de actuar de los animales que viven en libertad Vitus Dröscher comenta:

Entre los grandes papiones (monos), de Sudáfrica, todas *las hembras jóvenes son instruidas por sus madres en las técnicas del cuidado de sus crías.* El resultado de esto es que estas jóvenes se sienten realmente poseídas por un gran *deseo de adoptar y cuidar a algún ser vivo,* aun cuando todavía no hayan conocido la gran alegría de la maternidad real. Se les entregó a esas jóvenes hembras una muñeca, la rechazaron de inmediato. El objeto de su atención y cuidado maternales debe ser algo vivo.

Pero el fenómeno tiene ramificaciones mucho más amplias. Si los granjeros confían sus cabras a una sola de estas hembras, es capaz de encargarse perfectamente de mantener el orden en todo el rebaño. Esto ha dado lugar a que en muchas ganaderías sudafricanas los pastores negros, por lo general miembros de alguna tribu, estén siendo sustituidos por papiones hembras que ocupan su puesto de manera realmente exitosa.

La conducta de atención y cuidado de las crías, en este caso liberadas de las raíces de lo instintivo, sirve de base a una actividad social en el seno de una comunidad. Ésta es la fuente de donde brota el amor al prójimo. Aun más notables han sido los esfuerzos del doctor Frans de Waal del zoológico de Arnhem, en su intento de sustituir el absurdo que se venía cometiendo a la hora de criar a los jóvenes chimpancés por *otros métodos considerados más adecuados.*

El gran error, hasta entonces, había sido que muchos directores de zoológicos creían que nada mejor podían hacer para las crías de chimpancé nacidas en cautiverio que ponerlos en manos de *una cuidadora para que los atendiera como si se tratara de bebés humanos.* Inmediatamente después del nacimiento se les apartaba de la madre.

La razón de ello: *no se podía garantizar una higiene adecuada, y si la cría enfermaba la madre no la dejaba para que pudiera ser tratada médicamente.* La consecuencia para el zoológico, sería la pérdida de una criatura muy valiosa. Las criaturas de chimpancé se instalaban en una habitación infantil amueblada de acuerdo con los requerimientos modernos, cunas, parque de barras y muchos juguetes.

Se les ponían pañales, calzoncitos y eran visitados a diario, *no por un veterinario, sino por una pediatra. Pero, nunca veían a sus verdaderos padres.* Se cuidaba tanto a las pequeñas crías que algunos de los visitantes llegaron a protestar con bastante dureza y comentaron que no era natural que se mimara de aquel modo a unos animalitos habiendo tantos niños que carecen de lo más necesario. Naturalmente, estos pequeños chimpancés, cuidados como en una buena clínica infantil, **en lo que se refiere a su salud corporal,** no podían estar mejor, crecían sanos y fuertes.

Lo terrible ocurrió ocho años después, *cuando los jóvenes chimpancés debían alcanzar su madurez sexual.* Cuando los colocaron con una pareja y esperaron que desarrollaran con toda normalidad el juego del amor, se puso de manifiesto que *aquellos machos y hembras, en apariencia sanos corporalmente,* **eran lamentables lisiados en su comportamiento.** Arrastrados por reacciones exageradas de temor o agresividad alternativas, *no resultó posible conseguir el apareamiento, ni siquiera que la pareja estableciera contacto.* En los casos en que las hembras fueron inseminadas artificialmente, la catástrofe se presentó de inmediato después de su parto.

Frans de Waal informa así: "La peor de las chimpancés trajo al mundo unas crías sanas y bien desarrolladas, pero *ni siquiera se ocupó de ellas.* En cierta ocasión pude ver cómo, inmediatamente después de parir, empezó a gruñirle a su cría, todavía sucia y húmeda, como si la inocente criatura tuviera la culpa de sus dolores de parto."

Así, esta atención de los bebés de chimpancé dotada de *toda la capacidad de cuidado humano,* con grandes costes financieros, pero inadecuada en la atención a los problemas "psíquicos" de los pequeños, traía como consecuencia, por desgracia, *criaturas de conducta degenerada, incapaces de aparearse, y con un comportamiento errado no sólo frente a su pareja, sino también a sus criaturas. Su conducta alterada por el temor y la agresividad ahogaba en ella los gérmenes del amor maternal.* En consecuencia, los hijos tenían que serles arrebatados a estas madres, con lo que seguía desarrollándose un círculo vicioso sin fin. Fue roto por Frans de Waal cuando se le ocurrió la idea de *volver a poner el cuidado y la cría de los pequeños chimpancés en manos de los propios chimpancés.*

Por suerte, el zoológico de Arnhem no sólo posee el grupo de chimpancés más numeroso de todo el mundo, sometidos a la protección humana, sino que además en él se *incluyen algunos animales viejos no arruinados psíquicamente por el sistema de la clínica infantil tipo humano que se les impuso a tantas criaturitas,* sino que *conocieron anteriormente **la vida natural en la selva,** el amor maternal y fueron criados con las ubres de sus madres y así criaron ellas a sus hijos.*

Con estos ejemplos podemos ver realmente la gran diferencia que hay en las reacciones y comportamiento de estos animales y cómo les afecta la falta de libertad, de sus padres, y del alimento natural, lo cual los transforma degenerando totalmente sus funciones orgánicas, su instinto y los hace actuar y comportarse de una forma que no va de acuerdo con la naturaleza.

Volviendo al tema, debemos saber que todo es alimento, el buen trato con nuestros semejantes, la naturaleza, los animales, el pensamiento, la música y las relaciones amorosas, todo esto es alimento y nos ayuda a tener un proceso digestivo sano.

Vivimos confundidos porque siempre nos enseñaron que el alimento que comíamos era el más adecuado y recomendado para nosotros. Sin embargo, era contrario a nuestra naturaleza (somos frugívoros vegetarianos) o sea, que lo que ahora estamos aprendiendo es todo lo contrario a lo ya conocido. En este régimen veremos la gran diferencia entre alimento vivo y procesado. Por medio de las pláticas de orientación nos daremos cuenta que: *alimento vivo es el que nos ofrece la naturaleza en los vegetales, verduras y frutas crudas.*

El alimento natural, aunque sean los vegetales cocinados, están desvitalizados. A este tipo de comida se le llaman de diferentes formas, desde procesada a chatarra y de desnaturalizada a muerta; pero lo importante de esto es saber distinguir que natural está vivo y procesado no.

Vamos a pensar que las verduras y los vegetales cocinados conserven algunas de sus propiedades; pero los que están procesados y emvasados les agregan los nutrientes que les quitaron, pero ahora químicos, sintéticos y artificiales; además, colorantes, aditivos, conservadores, saborizantes, vitaminas y minerales. Nuestro organismo no lo puede utilizar, asimilar ni eliminar porque es artificial. Lo natural, eso sí lo puede procesar.

La sangre

Necesitamos entender muy bien que desde el principio hemos estado hablando de la sangre. Recordemos el principio hipocrático que reza así: *Que tu alimento sea tu medicina y tu medicina sea tu alimento*, y respaldando esto, el doctor Bernard Jensen nos dice que hay tres principios básicos de curación que son:

El primero, es que el organismo debe tener un torrente circulatorio sano, porque sin esto el cuerpo no puede tener una estructura celular sana. Como la vida de la célula depende de la sangre ésta debe mantenerse pura y libre de toxinas. El doctor Still, fundador de la osteopatía, dijo: "El principio de las arterias es supremo", lo que fluye por ellas determina si las necesidades del cuerpo son satisfechas o no. Deben asegurarse de que se está nutriendo de alimentos vitales para que la vida celular pueda absorber lo que requiere la sangre. Las necesidades de las estructuras celulares dependen de las sustancias que flotan en la corriente sanguínea. Tenemos que asegurarnos que éstas sean absorbidas en el cuerpo y debidamente asimiladas para que la sangre pueda conducir los elementos necesarios a todas las estructuras y todos los rincones del organismo.

El segundo principio es muy importante, consiste en que la sangre debe circular con la rapidez suficiente para que llegue a todos los órganos y pueda proveer a todas las estructuras celulares de los elementos necesarios, dando así oportunidad de reparar y reconstruir el cuerpo tan rápidamente como se requiera. Éste es el segundo, y

El tercer principio es proporcionar al cuerpo el descanso necesario. El descanso alivia, es natural que una persona enferma sienta deseos de acostarse. El descanso permite que el cuerpo se recupere y regenere. El cansancio y la fatiga son un barómetro, un primer síntoma que nos avisa que todo anda mal en el organismo. Cuando necesitamos líquido tenemos sed, sentimos un natural deseo de beber; y cuando tenemos hambre sentimos apetito que es el modo que tiene el cuerpo de indicar su necesidad de alimentarse. Pero cuando nos sentimos cansados no reconocemos esto como una indicación de que debemos descansar sino que continuamos trabajando y abusando de nuestro cuerpo hasta el agotamiento. Esto constituye uno de los mayores obstáculos para acelerar la recuperación.

Todos conocemos los efectos recuperativos de una buena noche de sueño cuando estamos cansados, cuanto más cuando el cuerpo está enfermo y hay necesidad de darle la oportunidad para que se recupere. No se puede azotar a un caballo cansado y esperar que siga trabajando con eficiencia. No tardará en echarse y no se volverá a levantar jamás.

Esto es precisamente lo que ocurre en muchos casos de enfermedades crónicas. Los órganos fuertes quizá no necesiten muchos cuidados, pero los débiles sí. Éstos son los eslabones débiles en la cadena. Nosotros somos tan fuertes como lo sea el órgano más débil. Por eso hay que reconocer cuáles son los órganos débiles y prestarles ayuda a tiempo. Si sabemos esto ellos serán nuestro barómetro; servirán de toque de alarma que nos indique cuándo hay que acortar el paso y reconocer el cansancio que está sufriendo un órgano débil.

No olviden que el cansancio es el primer síntoma del debilitamiento de algún órgano y el principio de toda enfermedad. Por lo tanto, debemos darle importancia al cansancio.

Esto es algo a lo que no estamos acostumbrados. No sabemos qué es cosa es el descanso; el descanso es quietud, reposo, un intermedio en el trabajo diario y no salir a la playa a desvelarnos, comer y beber en exceso. ¿Se acuerdan que en el tema anterior hablábamos precisamente de disciplina? Ahora aquí les estamos enseñando, junto con la práctica y la disciplina, qué cosa es lo mejor para ustedes, por qué y para qué.

El acostarnos temprano a descansar tiene sus ventajas; precisamente una de ellas es que el cuerpo tiene oportunidad de recuperarse. La mejor hora para descansar es la que se duerme hasta las 12 de la media noche. Éste es el mejor sueño porque el cuerpo recupera energía. De las 12 de la noche en adelante sólo descansa físicamente. Hay personas que se acuestan después de esta hora y aunque hayan dormido 10 horas se levantan como si no hubieran dormido, y esto se debe a que el cuerpo no se recupera totalmente.

Entonces, es muy importante cambiar este hábito. Recuerden que es para su propio bien y no quiere decir que deben sujetarse al mismo horario, ¡no! Ojalá y sí lo hicieran, pero si no, por lo menos acuéstense más temprano que de costumbre y sepan que entre más temprano es mejor. ¡No lo olviden, porque es bien importante!

Ahora, cuando una persona está enferma, ¡pues hombre!, es cuando el cuerpo realmente necesita descanso y es cuando menos se le da. Una pastillita y sigo trabajando, porque me interesa pagar esto, aquello o para comprar algo. Desde luego que con esto, no le estamos dando la importancia necesaria a nuestra vida ni a nuestro cuerpo. Pero cuando realmente lo llega a necesitar es cuando nos alarmamos, porque ahora sí ya no nos queda de otra, lo hacemos o lo hacemos. Bueno, pues:

Resumiendo esos tres principios veremos que la purificación de la sangre es lo primero que debemos atender si queremos extirpar una enfermedad. *No puede haber enfermedad **si la sangre es pura, si hay una buena circulación** y **si la actitud mental es buena*** en lo que respecta a las necesidades de nuestro cuerpo. Cada vez estamos más convencidos por el creciente número de enfermedades que aparecen debido a la falta de buenos alimentos que hay que crear una dieta bien equilibrada de alimentos vitales y no seguir consumiendo tantos productos desvitalizados.

En varias universidades y hospitales de experimentación se ha producido la diabetes en animales alimentándolos con un exceso de almidones y azúcares. También se les puede producir una alta presión arterial dándoles mucho café y hasta cáncer con el uso de ciertos medicamentos que contienen ***alquitrán de hulla.***

¿Qué nos dice el diccionario *Encarta* sobre el alquitrán?:

Se han identificado alrededor de 300 compuestos diferentes en el alquitrán de hulla, de los que unos 50 se separan y tienen un uso comercial. Algunos de ellos *son cancerígenos*. En el pasado, el alquitrán de hulla se desechaba sin darle ningún uso.

Hoy ha dado lugar a todo un campo nuevo de la química y sus compuestos son indispensables para un gran número de productos como *colorantes, fármacos, explosivos, aromas alimentarios, perfumes, edulcorantes artificiales, pinturas, conservantes, insecticidas o resinas.*

El alquitrán de hulla también es la principal fuente de los cresoles, un grupo de compuestos empleados para la *fabricación de antisépticos, aceite de creosola, disolventes de pinturas y plásticos.*

¿¡Cómo la ven!? Se fijan, ¿qué adelantados estamos? Algunos, no todos son cancerígenos, entonces cabe preguntar, ¿por qué los usan en los medicamentos? Bueno...

Los alimentos que ordinariamente consumimos son tan inferiores que ninguno de los experimentos hechos en los animales nos mostraron que lo que el hombre generalmente ingiere, constituye una dieta adecuada para mantener su cuerpo saludable. No se puede generar sangre pura de tan pobre material. ¿Es posible creer que el café con leche y el pan puedan constituir un desayuno apropiado o que el espagueti y todo lo que está hecho con harina blanca puede proporcionar al hombre un alimento nutritivo?

Aquí seguimos hablando de sangre, y es bueno entender que, esos tres principios son importantes y vitales. Además, tenemos que saber que nuestra sangre es de acuerdo a la calidad de los alimentos que estamos ingiriendo. Una pregunta obligada, ¿por qué el ser humano enferma y cómo puede sanar? Aquí hablaremos de normalización, no de curación.

Las funciones de nuestro organismo se han alterado y es necesario normalizarlas. En el **paso número 1** (lunes) comentaba que no estamos hechos como rompecabezas, somos un solo cuerpo, compuesto por diferentes órganos, miembros, huesos, músculos, sistemas y un solo líquido vital, que es la sangre. Veamos el siguiente ejemplo que nos pone el doctor Ángel Bidaurrázaga:

> La causa en el organismo da un efecto de acuerdo a la complejidad de los factores morbosos, contextura o calidad del tejido, el grado de impurezas y deterioros que en ellos existían, así como del estado humoral y del poder de recuperación que posea.
>
> Así, por ejemplo, si una persona tiene una herida leve en un dedo, éste se gangrena y amputado el dedo sigue la gangrena, ese cuerpo nos está manifestando que todo su organismo está impregnado de toxicidad de mucho tiempo atrás.

Es muy difícil creer que una persona cuando viene dice: yo no tengo ningún problema de salud, lo único es que no puedo dormir, o tengo mala circulación o tengo malas digestiones pero de allí en fuera todo está bien. Imagínense, si estamos hablando del motor, estamos hablando de la sangre, ¡¡mala circulación!?, hombre pues cómo podemos tener salud.

El dedo gangrenado pertenece a nuestro cuerpo, y nuestro organismo está canalizando hacia ese miembro las impurezas acumuladas de muchos años atrás.

Hace tiempo una persona dedicada a la ganadería me informó, para comentarlo en las pláticas, esto que es muy importante entre los expertos en ganado. Se habla del animal de cría, de pie o semental y las vacas de vientre. ¿Por qué buscan que los animales tengan esas características?, o sea, si tienes una vaca de calidad y la cruzas con un animal de pura sangre, sabes que la descendencia de esos animales será sana, y lo puedes garantizar al 100%.

¿Por qué el ser humano es de lo que menos se preocupa, y más bien podríamos decir que nunca se ha preocupado? La razón es que lo ignora totalmente, y ése es precisamente el problema de la falta de salud: **la ignorancia.** Entonces fíjense, si nosotros queremos recuperar la salud y que nuestro organismo funcione bien, ¿qué tenemos que hacer? Comer alimentos de calidad. Podemos compararnos con un automóvil último modelo que, en vez de ponerle gasolina *Premium* que es la mejor, llegáramos al establecimiento y le pusiéramos *diesel*, porque es lo más barato, ¿qué le pasará al motor? Presentará un síntoma o manifestación en su organismo, porque no podrá digerir ese producto, porque el petróleo no es su combustible, pero sí la gasolina para que funcione bien.

Pero supongamos que llegara a caminar, pues hay irá el coche dando tumbos, pero tenemos que meternos a una agencia automotriz ya que los agentes de la contaminación nos pararon y todo porque va echando mucho humo, aunque sea un carro último modelo va estorbando y alterando el tráfico, contamina y camina con mucha dificultad. Entramos a la agencia y fíjense, nos vamos a encontrar con una persona bien consciente y profesional que es el mecánico. Inmediatamente la pregunta obligada: "¿Qué le pusiste al tanque de gasolina que viene echando tanto humo?"

"Pues fíjate que le puse petróleo porque, tú sabes, la gasolina está muy cara."

"¡No hombre, no la fastidies!, pero mira, vamos a corregir el problema de raíz lavando el sistema para eliminar todo el petróleo. Ponle gasolina de la cara, y santo remedio. Tu automóvil te va a durar años mientras lo mantengas en buen estado y le hagas sus servicios cada que estén indicados, y verás que siempre trabajará bien."

Un ejemplo más: cuentan de un individuo que fue a comprar un auto nuevo allá en Europa y se metió a una de esas agencias; carro último modelo, de buena marca, y por lo mismo, carísimo. Desde luego, al final del trato, el vendedor hizo las recomendaciones necesarias y le dijo: "Mire caballero, le suplico que a este automóvil le ponga de la mejor gasolina que tenemos aquí en Europa. En sus servicios le pondrá el mejor aceite a su motor y la grasa no debe ser diferente. Aquí tiene su instructivo y le recomiendo traerlo a servicio según las recomendaciones que allí encontrará."

El comprador le contestó: "Mire amigo, agradezco sus recomendaciones pero estoy contra la contaminación ambiental y le pondré champaña en vez de gasolina; jarabe de maple en lugar de aceite y mermelada en vez de grasa para no contaminar el ambiente. ¿Cómo ve?" Contesta el vendedor: pues lo felicito por sus buenos deseos pero yo le recomiendo lo mejor para este auto que es lujosísimo y caro, pero lo que usted decida está bien. El auto ya es suyo y usted puede hacer o dejar de hacer con él lo que quiera. ¡Ése es su problema! Después no venga aquí y diga que el automóvil no sirvió y que no se le advirtió. Cada quien decide, ¿verdad?"

Desgraciadamente nosotros no nacemos con instructivo. Ojalá viniera atado al cordón umbilical y lo leyera mamá para seguir las instrucciones y estar siempre bien sanos.

Nunca nos hemos interesado por la salud por la sencilla razón que no nos quejamos, ni nos duele nada, toda la gente piensa que mientras no suceda nada de eso uno está saludable. Viéndolo así podríamos decir que un cadáver está sano porque a ése no le duele nada y menos puede quejarse.

Cuando mi aparato digestivo se empieza a estropear por lo que estoy comiendo y hace fallar el proceso de eliminación esto quiere decir que estoy haciéndole daño, pero ¿qué hacemos nosotros? Vamos con un "mecánico inconsciente" y nos dice: "No, pues mira, necesitas tomar algo que ayude a tu estómago."

Es como si el mecánico me hubiera dicho: "Ponle este aditivo. Es alemán, muy bueno. Ve si funciona y si no, vienes y te recomiendo otro." Eso es lo que hace el médico. En vez de decirnos: "Necesitas cambiar tus hábitos alimenticios, come más alimentos vivos, porque éstos te darán salud y los otros te enfermarán.

Pero ¿qué pasa? Ése no es un buen mecánico, no sabe de salud. Los médicos tienen todo mi respeto, admiración y reconocimiento. Son unas eminencias en medicina, en intervenciones quirúrgicas, trasplantes de órganos, en salvar vidas y tantas cosas más; pero en lo que se refiere a salud, ahí sí se topan con pared, porque uno de los preceptos hipocráticos es **Curar sin dañar** y eso no lo hacen ellos. ¡Qué pena!, ¿no?, y son los encargados de la salud, pero nosotros confiamos en ellos.

Ciertamente es un gran compromiso el que tienen con toda la gente y tristemente nos mejoran y nos quitan los dolores pero no nos pueden ayudar a tener salud.

Tenemos nutriólogos, dietistas y expertos en salud y todo para qué, la mayoría de ellos están totalmente alejados de las leyes de la naturaleza.

No hay como volver a ella, pero mientras sigan con esa arrogancia, como dicen hoy en día, está en chino que acepten que se han equivocado como lo estamos todos. Además, siempre deben tener presente el precepto hipocrático de *Curar sin dañar.*

Bueno, seguimos hablando de la sangre. Ya vimos en el primer párrafo después de los 10 preceptos, qué cosa es alimento y podemos agregar *el aire que respiramos, el agua que bebemos y el ejercicio.* Y refiriéndonos a los pensamientos nocivos, vimos que el cuerpo fabrica sus propios venenos, y lamentablemente ése es el estado natural en muchas personas: "A mí me cae gordo aquél, o aquélla, o no me gusta esta comida, ¿quién sabe por qué me pasó esto?, o aquello o lo otro"; o sea que todo el tiempo estamos criticando o quejándonos de los demás.

Imagínense todos esos pensamientos negativos que estamos generando en nuestra mente. Por ejemplo, en el comedor, ya sea que nos sentemos a comer, desayunar o cenar estamos criticando a los demás; no aceptemos cómo es fulano. ¡Hombre, qué problema! No para el que criticamos, ¡no!, porque aquel ni se entera siquiera, pero yo me estoy haciendo daño gratis, a mí mismo. Con esos pensamientos me voy a sentar a comer, y cuando llegue la comida al estómago, ¿qué pasará?

La vesícula biliar ya segregó su bilis y ayudará a la digestión, más una cantidad extra por los pensamientos negativos; el estómago empieza su trabajo para digerir y producir sangre Aquí sería bueno detenernos para preguntarnos cuál será la calidad de nuestra sangre. Si estás comiendo alimentos vivos, por ejemplo aquí en el Centro Naturista, que tienen todos los nutrientes que requiere tu organismo, más el agregado de esos pensamientos nocivos, ¿crees poder tener una buena digestión y pureza en tu sangre? ¡De ninguna manera!

Dense cuenta cómo el cuerpo fabrica sus propios venenos. El estrés y los pensamientos nocivos afectan directamente al sistema nervioso y al aparato digestivo. Eso quiere decir que si estamos comiendo, dañamos de forma instantánea esa función (la digestión) además de interrumpirla con un pensamiento nocivo o un coraje. Aunque no le haga daño al 100%, sí causará deterioro.

Estoy comiendo alimentos vivos, sanos, naturales pero vamos a echarle un poquito de malo, pues total, ¡¿qué tan dañino puede ser?! ¡Qué ironías de la vida! Estoy buscando salud y, además enfermarme un poquito para no perder la costumbre. De esta forma mantendré el equilibrio(?!) Si quiero recuperar mi salud, ¡hombre! pues hay que pensar en salud y no perder el tiempo en esas vaguedades. Entonces fíjense en esto que dicen algunos autores:

> Somos, en efecto, la transformación no sólo de lo que ingerimos, digerimos y asimilamos, sino además, de lo que somos incapaces de eliminar.

Esto quiere decir que nosotros comemos, nuestro organismo digiere y aprovecha los nutrientes de lo que consumimos pero, también, llegado el momento en el cual el cuerpo tiene que eliminar lo que no necesita lo eliminará, porque sólo tomará lo que necesita y cubiertas sus necesidades, descartará el resto.

Sin embargo, si no lo puede eliminar también formará parte de nosotros y aquí es, precisamente, donde entra el ejemplo del dedo gangrenado, porque las impurezas están dentro de nuestro cuerpo. Si trato de tener vida sana, vida de calidad y tengo fallas en mi organismo por lo que estoy comiendo y eso forma mis células, pues imagínense ¿cómo vamos a lograrlo? Entonces, dense cuenta que todo es bien importante en la vida. El comer alimentos procesados, cocinados y sintéticos hace que perdamos rápidamente nuestras defensas e inmunidades naturales; mucha gente tiene miedo de que su cuerpo las pierda, sin embargo comiendo alimentos no naturales y procesados las está perdiendo si no se mantiene la proporción adecuada, como veremos más adelante. Además, no olviden tener una actitud positiva en la vida y no ser pesimistas.

El orden de los alimentos

Nos comenta el doctor Bircher-Benner: no es suficiente con sentarnos a la mesa y comer fruta, vegetales crudos, cereales o pan integral, sino que debemos comerlos en orden. No se puede comer cualquier cosa en cualquier momento. Para que los alimentos crudos se aprovechen, se recomienda consumirlos al principio de la comida y esto como consecuencia de un fenómeno curioso: *la leucocitosis digestiva*.

Se ha observado que con el primer bocado del alimento cocido o desnaturalizado, aparece en la pared intestinal una afluencia de glóbulos blancos.

Este fenómeno se prolonga entre una y dos horas, y semejante afluencia importante de leucocitos constituye una verdadera movilización defensiva contra el alimento ingerido. ¿Saben por qué? para luchar contra las infecciones y se considera este proceso como algo anormal.

Pero lo que resulta mucho más sorprendente es que tal cosa no sucede cuando se ingieren alimentos crudos; es como si éstos hicieran inútil dicha presencia. La observación de este fenómeno, unido a otros procesos químicos y con el propósito de ahorrar un gasto tan importante de glóbulos blancos, es que se recomienda que las comidas se inicien con una fruta fresca o con una ensalada verde.

Esto confirma lo anterior:

Alain Sauri nos comenta que, en 1937, el doctor Kouchacoff, descubrió que, cuando se ingiere un alimento muerto o cocido, provoca siempre, en un ser humano, la multiplicación de los glóbulos blancos, cuyo número pasa instantáneamente de 7,000 a 20,000 por milímetro cúbico de sangre, desde el momento mismo en que tiene lugar la masticación, incluso si se escupe el alimento; pero si se traga es mayor el problema. Pero si lo que se come es carne, ya se podrán imaginar. De manera que nos entregamos a diario, y además varias veces, a una ligera leucemia, y nuestro organismo se desgasta prematuramente a consecuencia de estas agresiones alimenticias a las que lo sometemos; esta reacción del organismo parecida a la que provoca la intrusión de virus o microbios, no se produce jamás con la ingesta de alimentos crudos y frescos.

Entonces fíjense por qué se desarrolla la leucemia en algunas personas. Si esto es lo que está pasando en mi organismo y no lo corrijo por ignorarlo, ¿cuándo voy a tener salud? ¿Se acuerdan que en la plática del lunes **(paso número 1),** hablamos de información? Pero ¿qué pasa si sólo nos llega la desinformación? Todos estamos enfermos, porque constantemente vamos en dirección a la enfermedad, y si siempre seguimos ese camino nunca lograremos tener salud porque estamos formando un círculo vicioso.

Defensas naturales

Bueno, entonces al comer alimentos procesados, elaborados, no naturales y sintéticos éstos hacen que perdamos rápidamente nuestras defensas naturales y caigamos enfermos. Los tratamientos alópatas que se recomiendan para combatir las enfermedades agudas, o sea, el principio de la enfermedad, hacen que casi siempre se conviertan en crónicas. Esto quiere decir, que cuando la persona enferma asiste al médico y éste le recomienda ciertos tratamientos y tomar sus medicamentos, es cuando empieza su primera enfermedad y se le llama *enfermedad aguda.*

Como no solucionamos la causa, que es el aparato digestivo, seguimos intoxicándonos con la comida y tomando los medicamentos lo que nos vuelve a enfermar. Así pasamos a la segunda enfermedad que es la *enfermedad subaguda.* Seguimos con los medicamentos y con nuestros hábitos alimenticios y, lo que estamos haciendo es pasar a la siguiente etapa que es la *enfermedad crónica.* Continuamos nuestra vida con el tratamiento y, quizá tengamos un descanso por algunos años, porque no estamos hablando de una semana ni nada que se le parezca, pero al paso del tiempo pasamos a la cuarta etapa que es la *enfermedad subcrónica.*

Cuando algunas personas se encuentran en esta etapa y no responden es porque ya empezaron la última de las cinco etapas que es la *enfermedad degenerativa o destructiva.* Es en este tiempo cuando nuestro organismo empieza a presentar problemas catalogados como degenerativos entre los que están la diabetes, los problemas cardiacos, procesos gangrenosos, estados de leucemia, de artritis, de cáncer, hepatitis y muchas más.

A estas alturas es cuando la gente se anima a ingresar al Centro Naturista y dice: "Bueno, pues si ya fui a Houston, recorrí el mundo, conocí diferentes hospitales buscando la curación, y sigo igual, total si me voy a morir ¿qué más da estar aquí? Pues quién quita y le den al clavo con sus brujerías y si no logro la curación, aunque sea un poco de consuelo, ya es ganancia ¿no? Y ¿qué pasa cuando empieza su tratamiento y se da cuenta que en el Centro Naturista Daniel Arreola encuentra ese consuelo que le hace falta, se va sintiendo mejor y empieza a recuperar su salud? Pues una reacción muy natural al ver que todo lo que hizo anteriormente fracasó; el dinero que gastó y el tiempo que perdió y todo ¿para qué? Se empieza a dar de topes en la pared porque dice: con este tratamiento tan simple y sin chiste que hasta un niño lo puede hacer, se está sintiendo bien, ¡qué desilusión de la medicina!

Pero, ¿por qué vino aquí?, porque ya no tenía a dónde ir, sin fe, sin esperanza, sin solución, dice: "A ver si acaso, ¡hasta con ésa!, si me voy a morir, ¡pues hay que hacerle la lucha!, ¿verdad?"

Entonces, cómo podremos tener salud si estamos perdiendo las defensas de nuestro propio organismo. Vivimos intoxicándonos y eso hace que al formarse células nuevas carezcan de los nutrientes necesarios para las mismas ya que no son de buena calidad por el exceso de toxinas que circulan en la sangre. Lo que debemos hacer es lo que comentábamos, un cambio radical, principalmente, en nuestros hábitos alimenticios. Hay que entender esto muy bien. Si comprendemos que el alimento natural es el principio de la salud, porque produce sangre pura, la enfermedad será el resultado de esa falta de entendimiento.

Esto quiere decir que, ¿comiendo enfermamos o sanamos? Pues qué difícil es curarse ¿no? ¿Necesitamos de análisis, de pruebas de laboratorio, de radiografías y de tratamientos tan dolorosos para ver si estamos enfermos?, ¡Para nada! Simple y sencillamente debemos cambiar nuestros hábitos alimenticios, y de esa manera, vamos a recuperar la salud. Ni siquiera se necesita tener conocimientos de biología o fisiología, ¡de nada!, simplemente hacerlo como lo hacen los irracionales. Comiendo, eso es todo y, ¿quién no lo puede hacer? Todos lo sabemos hacer, pero no correctamente y, precisamente hablábamos de desaprender. Esta escuela es para desaprender y para aprender; vamos a desaprender lo que hemos aprendido y vamos a enseñarnos a comer nuevamente, pero de forma totalmente diferente.

Vamos aprender a digerir nuestros alimentos en la boca. Esto quiere decir que los masticaremos muy bien y ya no tragarlos para que vayan directamente al estómago, porque éste no tiene dentadura, ni saliva y tampoco puede masticar. Entonces, eso es lo que estamos haciendo aquí. Hay mucha gente que prefiere no comer, porque dice que el ayuno es muy bueno..., y como no les gusta la fruta, ni la verdura, prefieren no comer. No señores, necesitamos aprender a comer. Ése es precisamente el principio de las enseñanzas de la salud, saber digerir los alimentos en la boca.

> Los enfermos han olvidado que la enfermedad está a su servicio y que su cuerpo, en ese estado de crisis o de enfermedad, es cuando se libera de los excesos de toxicidad que guardan en su organismo y que han obligado a acumular, con una malnutrición constante. Interrumpir ese proceso sería una locura.

Y toda la gente lo hace cuando enferma. Si tienen catarro toman algo para cortarlo; si tienen mucha flema porque padecen de asma, toman algo para que se detenga la eliminación de éstas; en fin que cuando su cuerpo abre una puerta natural para expulsar los desechos por el catarro, por el asma, por la gangrena, por el cáncer y utiliza sus propios medios naturales, como no son agradables a la vista de los demás mejor los cerramos tomando algún medicamento, porque aparte de verse muy feo da muy mal aspecto.

Eso que me estén viendo que estoy arrojando flemas cada rato es antihigiénico, pues sí, para los demás, pero para su cuerpo es bueno, porque él eligió y escogió ese medio de limpieza y hay que respetarlo, pero además, ayudarlo porque eso es lo natural y lo que a él le conviene.

Diarrea

Para saber qué cosa es la diarrea, cultemos una vez más el diccionario *Encarta* para ver lo que nos dice referente a esto: *Son evacuaciones líquidas y frecuentes.*

> Fíjense lo que sucede cuando a alguien se le suelta el estómago, va con el médico y le dice: tengo todo el día con diarrea. El pregunta: ¿cuántas veces ha hecho del baño?, pues sólo tres, pero flojas, ¡eso no es diarrea!, si usted evacua 10 veces en una hora, entonces sí que es diarrea y hay que tener mucho cuidado.

¿Por qué hasta la soltura nos espanta? No aceptamos que nuestro cuerpo se limpie como él sabe, también queremos condicionarlo; mejor algo que no sea incómodo porque "eso de estarme limpiando ya tengo escoriado el asunto". ¡No señores!, el cuerpo sabe por dónde, cómo y cuándo, nosotros no sabemos. Hay que dejarlo en libertad y no perjudicarlo con medicamentos o cosas que lo perturben. Más bien ayudarle con lo que estamos aprendiendo aquí; lo nutrimos, le damos los elementos y las herramientas necesarias; ¡pues hombre! hay que dejar que haga lo que tiene que hacer. Nosotros creemos saber pero no sabemos nada.

Entonces es muy importante aceptar que formamos parte del reino animal, somos animales mamíferos racionales, que ojalá hubiéramos sido irracionales, porque tal vez así no enfermáramos tanto, pero qué le vamos a hacer somos racionales. Y, qué con eso, es que si el ser humano se considera superior o siente que está por arriba de los irracionales, como siempre nos han hecho creer, está en un grave error porque no sabe que sabe y se deja guiar siempre por *los más racionales.* ¿Se acuerdan que hablamos de objetos, ¿por qué no obramos y actuamos por nosotros mismos?, porque tenemos miedo y siempre queremos culpar a los demás.

Mamíferos

El diccionario *Encarta* nos dice bien lo que es un *Mamífero:*

Nombre común que se aplica a cualquier animal de sangre caliente y *cuya temperatura corporal permanece constante, independientemente de las condiciones ambientales.*

Perteneciente a la clase en la que se incluyen el ser humano y otras especies que se caracterizan por tener el cuerpo recubierto de una cantidad variable de pelo, por la existencia de glándulas mamarias para alimentar al recién nacido y por presentar la cavidad corporal dividida en dos partes (cavidad torácica y cavidad abdominal) por medio de una membrana musculosa denominada diafragma, la cual desempeña un papel muy importante en la respiración.

El alimento que proporcionan las mamas de los mamíferos se llama leche, y la *"Leche* es un líquido opaco, blanquecino o amarillento, segregado por las glándulas mamarias de las hembras de los mamíferos *para la alimentación de sus crías.*

Con esto queda bien claro quién es el que necesita la leche. Al nacer, después de permanecer por algunos meses dentro del seno materno, nace la cría y debe alimentarse de lo que se nutría dentro de la madre antes de nacer, o sea, de su sangre, ya que el bebé ni siquiera respiraba, utilizaba el mismo oxígeno que ella. Los nutrientes los tomaba de la sangre de su madre, quiere decir que cuando nace el bebé necesita seguirse alimentando de la madre y, precisamente en este momento, es cuando el bebé empieza a mamar y a succionar directamente del pecho de su madre la leche , o sea su sangre pero ahora transformada en leche. Ya vimos que éste es el alimento natural de un mamífero.

Aquí hago una aclaración muy importante, en lo que se refiere al hombre, sobre el calor o temperatura corporal uniforme. Desafortunadamente en el ser humano esa temperatura sólo existe en nuestro cuerpo durante la infancia y cambia o se altera cuando empezamos a recibir, en nuestra alimentación diaria, productos elaborados y difíciles de digerir; es precisamente, cuando viene ese desequilibrio de temperaturas al que Lezaeta Acharán designó como *fiebre interna,* que se encuentra en nuestro aparato digestivo.

EL AMOR MATERNAL

¿Qué sucede cuando una madre no le da de mamar a su hijo (alimento natural), porque tiene que trabajar, o por cualquier otro motivo? Pues lo está privando de las defensas más elementales: las que proporciona la leche materna ¡nada más!, sólo defensas naturales.

¿Por qué?, porque amamantar está pasando de moda, eso lo hacían las mamás de antes; ahora en la actualidad los especialistas están recomendando dar el pecho un mínimo de tres o cuatro meses y un máximo de seis meses, y después la fórmula. ¡Qué triste actualidad para los pobres seres humanos!, ¡pobres racionales, pobres criaturas! ¡Háganme favor!

Dicen que se elogia más el instinto que la razón.

Nos dice Vitus Dröscher en su libro *Calor de hogar;* los irracionales no hacen eso con sus crías. Comentan los etólogos (son personas que se dedican a estudiar e investigar la vida y comportamiento de los pueblos y de los animales) que un animal, cualquier animal hembra que se preña y da a luz no sabe absolutamente nada de ese suceso.

Pero que la hembra actúa de tal forma, y con tanto amor hacia el cachorro, que no sabe lo que es y, sin embargo, le ayuda, y en algunas ocasiones los anda arrastrando todavía unidos al cordón umbilical, hasta que alguno de los animalillos, por ejemplo, ladra o chilla; en ese momento es cuando se le despierta el amor a la madre y empieza a darle todos sus cuidados.

Lo lame y lo limpia, se echa al suelo y es cuando sucede una cosa maravillosa. Los cachorritos empiezan a buscar las ubres de la madre y una vez alimentados permanecen junto a ella para seguir escuchando los latidos de su corazón.

No sé si ustedes han notado que, siempre que cargamos un bebé, lo recargamos en el costado izquierdo, que es el lado del corazón. Fíjense qué curioso, ¿verdad? ¿Recuerdan el ejemplo de los indios de San Blas? lo traté en el tema anterior, *Abrir la Mente.*

¿Qué sucede en nuestra civilización y sus costumbres? Por ejemplo, con una chica embarazada y primeriza ¿por qué siempre se hacen los comentarios negativos respecto al futuro alumbramiento? Es muy común escuchar: "Ay manita, ojalá no te vaya como a mí; me dolió mucho y fue muy tardado. Ojalá tú tengas suerte y seas más rápida".

¿Cuál es la finalidad de meterle miedo? Sólo dense cuenta cómo va a quedar la pobre chica; tan sólo de pensar en su parto ya está asustada. El ser humano no es él mismo, es el resultado de una civilización y costumbres muy añejas y muchas de ellas muy dañinas. ¿Por qué no nos enseñan otras cosas, por ejemplo, a ser más positivos?

En el siglo xiii eran muy frecuentes las muertes masivas pues todavía no existían los antibióticos. En los hogares infantiles y hospicios, estatales o eclesiásticos, esto ocurría con demasiada frecuencia por no usar la medicina natural, es decir, la leche materna. Cuando les faltaba ésta a algunos bebés, unido el sentimiento de abandono, terrores y la falta de protección materna hacían que estas criaturas fuesen víctimas de cualquier infección, que en otros casos hubiera resultado inofensiva, sin embargo, acababa con su vida.

En Venecia, en el año 1840 de 2,000 niños sobrevivieron cinco; en Praga, en el año 1858, de 2,831 ninguno; en Londres, de 13,299, sólo uno de cada 18. No iban mejor las cosas en Roma, París, Berlín y las demás ciudades. "Mortuorios infantiles" hubiera sido un nombre adecuado a esas instituciones.

Si nosotros, como seres humanos, seguimos las enseñanzas de la Naturaleza, y en contacto directo con ella, ¿cuáles son las probabilidades de tener salud? El alimento natural para el bebé es el que mama directamente de su madre; nunca se ha visto que la madre se saque la leche, la hierva, la esterilice, la pasteurice y después se la dé en biberón: eso no es natural. Llegado el momento el bebé está creciendo y tendrá que empezar a comer otro tipo de alimentos, y en este caso, lo ideal y lo recomendable será que empezara a comer alimentos naturales para el ser humano como jugos, papillas o puré de frutas y más grandecito, también de verduras crudas.

Dentro de la escala del reino animal estamos considerados como mamíferos y dentro de esta rama tenemos animales carnívoros, omnívoros, granívoros, herbívoros, frugívoros y vegetarianos; el ser humano es frugívoro-vegetariano. Veamos entonces, un bebé frugívoro después del pecho materno o junto con él, el alimento inmediato serán los frutos, pero como la criatura no tiene dentadura se le darán jugos naturales extraídos de frutas frescas y no envasados porque ya están procesados y, no son saludables para el bebé.

La enfermedad

Según el diccionario: **Enfermedad**, es cualquier estado donde haya un deterioro de la salud del organismo humano. Todas las enfermedades implican un debilitamiento del sistema natural de defensa del organismo o de aquellos que regulan el medio interno. Incluso cuando la causa se desconoce, casi siempre se puede explicar una enfermedad en términos de los procesos fisiológicos o mentales que se alteran.

El doctor Bidaurrázaga en su libro *No busques lo que tú tienes* nos dice que: "La causa origen de todo estado enfermo reside en la obstrucción e impregnación del organismo por impurezas y detritus no eliminados."

Manuel Lezaeta Acharán dice: **Enfermedad**, o falta de salud, es la sanción impuesta por la Naturaleza por la transgresión de sus leyes que rigen la vida. Mediante el dolor nos vemos obligados a enmendar rumbos. Ella también representa una crisis, reacción defensiva del organismo, que procura expulsar las impurezas que le perjudican y que siempre se adquieren por nutrición innatural.

Y, por último, la opinión de la doctora Ann Wigmore que nos dice: "La **Enfermedad** se deriva de deficiencias y de una falta de comprensión de las leyes de la madre Naturaleza, unidas a la resistencia o poca predisposición a aceptar la obligación de mantener en orden el templo sagrado de nuestro cuerpo. Y esto sólo se consigue manteniéndolo limpio y bien alimentado. Y, por supuesto, proporcionándole ayudas tan necesarias como el reposo, pensamientos positivos, el relajamiento, y abundante ejercicio a través de un duro trabajo."

Los gérmenes que invaden nuestro organismo buscan dentro de él acumulaciones de basura, células sobrecargadas de toxinas, que son las que constituyen el medio adecuado para su crecimiento.

Como señaló en cierta ocasión un médico experimentado: "La única enfermedad que hay en nuestro organismo es la toxicidad. Las células sanas y convenientemente alimentadas son inmunes a sus ataques."

Los productos para bebé que venden en frascos tampoco son sanos para él, ya que están procesados y compuestos con saborizantes, colorantes y conservadores. Están hechos para la mamá, no para el bebé. Allí tienen una carita infantil, sí, pero los fabricantes de esos envasados son tan inteligentes que mandan a sus investigadores a observar cuál es la actitud de las madres antes de darles de comer a sus hijos.

Se ve, por ejemplo, cuando una madre le va a dar jugo de naranja a su bebé: ella lo prueba primero, ¡ah, qué ácido está!, le pondrá un poco de azúcar y hasta que está dulce, para ella, se lo dará al bebé. Al probarlo, éste le sabrá súper dulce y lo escupirá, siendo que el bebé lo aceptaría natural y sin agregarle nada, ya que para él está rico y es natural.

El sentido del gusto de la madre está muy dañado e intoxicado en comparación al del bebé, y por lo mismo a la mamá no le sabe bien y por eso tiene que procesarlo o endulzarlo con el azúcar.

Mientras el alimento del bebé fue natural nunca tuvo problemas; estuvo mamando de la madre y hubo manifestaciones físicas y orgánicas, a saber:

1. **Alimento sano** – (leche materna, jugos de frutas frescas y purés),
2. **Digestión sana** – (cuando digería bien sus alimentos naturales y se mantenía el equilibrio térmico),
3. **Eliminación sana** (no tenía dificultad para evacuar y sus eliminaciones no eran fétidas).

La manifestación física era que el bebé dormía, no tenía inflamación en su vientre, evacuaba sanamente, cada que comía y se desarrollaba lentamente, y sin prisas, como lo manda la naturaleza y no como nosotros quisiéramos. No hay problema si el bebé llora cuando tiene hambre, se le alimenta y vuelve a dormir; o sea, que todo dentro de él está bien. Y la manifestación orgánica es: alimento sano, buenas digestiones y eliminaciones.

Cuando el bebé empieza a consumir alimentos procesados y de origen animal su organismo empieza a fallar, y cuando esto sucede, se inicia el proceso de enfermedad, ya que estos productos dificultan la digestión y, por tal motivo, perturban la eliminación. (No olviden que los dos pilares fundamentales de la salud son: **La nutrición** y **la eliminación).**

En cuanto se cambia la alimentación, desde ese preciso momento, empiezan las manifestaciones negativas del bebé tanto físicas como orgánicas; no duerme bien, está inquieto, sus evacuaciones las hace con dificultad y son fétidas, esto quiere decir que empezó el proceso de enfermedad. Señores, se dan cuenta ¿por qué no tenemos cinco años enfermos, ni 10 con diabetes o 15 de artríticos? Tenemos toda la vida enfermando pacientemente.

La enfermedad no se presenta de un día para otro; no es así, éste es un proceso y desde el momento que empezamos a dañar nuestro organismo (con comida de mala calidad), empezamos a echar a perder el buen funcionamiento del mismo, ¡ése es el problema! Por eso comentaba que los mecánicos de los seres humanos desconocen sus necesidades de salud. No saben, y si no saben de salud lo único que hacen es desconcertarnos en vez de orientarnos.

Si queremos tener salud lo que hay que hacer, es lo que están haciendo aquí: cortar con las viejas enseñanzas, con la civilización, con las costumbres, con el negocio, con los compromisos y con todo, porque ¿quién es el que necesita recuperar la salud, ustedes o los demás? Entonces usen estos conocimientos para su bien y dejen a los demás que vivan su vida.

No tienen que estudiar biología, medicina ni nada que se le parezca; simple y sencillamente adáptense a esta disciplina (la que enseñamos en el Centro Naturista Daniel Arreola), conozcan y hagan algo diferente para que el resultado sea totalmente diferente, y ¿cuál será ese resultado?, solamente SALUD.

Pero no crean que con los días que estén aquí ya se desintoxicaron de toda una vida de intoxicación –qué bueno fuera que con una semana de tratamiento lograran terminar con años de errores. ¡No! Se van a sentir mejor, eso que ni qué, porque su cuerpo ya empezó a desembarazarse de tanta suciedad que traía; pero éste también es un proceso que están iniciando y el cual necesita de tiempo, ¡pero ya lo empezaron!

Por ejemplo, hay personas que vienen a tratamiento y cuando ya les faltan cinco días para volver a sus casas empiezan a preocuparse porque, según ellas, se sienten igual. Dicen que ya se sentían mejor y de repente les empieza la molestia, ¿saben por qué?, porque volvió la preocupación y se empiezan a cuestionar: ¿cuánto tiempo más necesito estar aquí?; voy a llegar a casa sin haber bajado los kilos que tenía que bajar; mi esposo se va a enojar conmigo, ¿qué voy hacer? Es lógico que todo eso empieza a dañar su cabecita y altera su sistema nervioso.

Pero, ¿realmente saben dónde y cuándo empezó su problema? El exceso de peso no es de un día al siguiente, es un proceso que el organismo lleva lentamente. Por ejemplo, si una persona subió 20 kilos en un año, ¿cuánto subió cada día? Dividimos 20,000 gramos, de los 20 kilos, entre 365 días de un año y nos da sólo 54.79 gramos por día; aquí es donde está el problema.

Se tardaron 365 días, no se acostaron una noche pesando 50 kilos y al siguiente día ya pesaron 70; por lo mismo, es necesario que tengan paciencia, porque necesitan, además, encontrar gusto en lo que están haciendo, sin importar lo que digan los demás, y junto con ese tiempo eliminarán el excedente, no antes, sino a su tiempo. Así como no pudieron controlar el subir de peso, tampoco podrán exigirle a su cuerpo que lo elimine.

Lo que están haciendo aquí es lo adecuado para recuperar la salud, y de repente les llegan pensamientos que no les dejan nada bueno; ya no están bajando de peso, bajaban un kilo diario y ahora nada más bajaron 200 gramos, o sea que todo eso lo empiezan a hacer con su actitud negativa, porque lo que estaban haciendo es lo que empezaron hacer desde el principio y les estaba funcionando perfectamente bien y ahora lo están echando a perder. ¡Dense cuenta lo que es la mente!

Entonces, su cuerpo se dañó y para eso necesitó mucho tiempo. La primera manifestación quizá fueron esas ronchitas que le salieron de bebé en sus nalguitas, esas ronchitas surgieron porque el cuerpo del bebé "encendió una luz de alarma" y mandó un aviso para que cambiaran lo que estaba comiendo; eso le estaba dañando y su cuerpo abrió una puerta natural, que fueron las ronchas, y por allí empezó a eliminar las impurezas que no podía eliminar por otra parte, y eligió el órgano piel, que es el órgano más grande del cuerpo.

Sin embargo, la mamá al ver las ronchas dijo: "¡Mangos!, qué ronchas ni qué nada, hay que ponerle talco, pomada, polvos o aceite para que desaparezcan." Con esta acción el cuerpo cierra una puerta natural de limpieza que su naturaleza eligió para eliminar el excedente que estaba acumulando en su interior, y lógico, su organismo buscará otra salida porque tiene necesidad de eliminar las impurezas.

Vean cómo, nosotros mismos, vamos generando, poco a poquito, el problema de la enfermedad. Nuestra sangre va perdiendo la fluidez que tenía al principio; se va haciendo espesa, pesada por tanta toxicidad que arrastra, no circula bien, no irriga correctamente todos los órganos, principalmente los que están muy retirados del corazón, no tiene los nutrientes que necesitan las células los cuales no los tienen por estar consumiendo una gran cantidad de alimentos procesados. Esos elementos que necesita son vitaminas, minerales, proteínas y todo esto afecta, inclusive, la limpieza del organismo porque éste no tiene descanso con tanta comida, la energía la está perdiendo en las digestiones pesadas, prolongadas y al no tener bastante energía el organismo no puede cumplir con todas sus funciones.

Hay tres funciones muy importantes con las que nuestro organismo tiene que cumplir diariamente y son: la de *comer y digerir, asimilar y eliminar.* Si nosotros estamos comiendo productos difíciles de digerir, no los masticamos adecuadamente y, por lo mismo, no están bien procesados para su digestión, nuestro sistema digestivo no puede distraer la energía que está ocupando en ese momento para digerir; este proceso no lo puede interrumpir para atender otra necesidad distinta.

LA SALUD

El diccionario *Encarta* nos dice que la salud es el "Estado en que el ser orgánico ejerce normalmente todas sus funciones."

Y Lezaeta Acharán dice que la salud es el equilibrio térmico del cuerpo y la normalidad funcional en del organismo

Veamos ahora el otro extremo. ¿Cómo vamos a recuperar la salud? Bueno, para empezar lo primero que tenemos que hacer es darle a nuestro cuerpo oportunidad de descansar y tiempo para desintoxicarse; proporcionarle alimentos vivos y naturales que tengan nutrientes de calidad; hacer ejercicio para activar la circulación sanguínea y funcione mejor el órgano piel; ayudar a corregir nuestro aparato digestivo que está muy cansado y, espera pacientemente la oportunidad de hacerlo.

Debemos ayudar a nuestro intestino, principalmente al colon a eliminar mucho de lo que está allí almacenado y no puede retirar. Por este motivo es que recomendamos los enemas o lavativas para que, aunque sea de esa forma, se rehidrate y pueda expulsar mejor ya que parte de la curación empieza con la limpieza.

¿Por qué siendo bebés eliminábamos cada vez que comíamos?, ¿por qué o cómo se dañó nuestro intestino? Sólo hay una respuesta y es por lo que estábamos comiendo. Hay personas que son vegetarianas, tienen mucho tiempo sin comer carne, cuando vienen aquí se desesperan porque no reaccionan pronto, pero creen que por el simple hecho de no comer carne las tiene como las tiene; el problema no radica en ese hecho sino en todo lo que están comiendo y cómo lo están haciendo.

He visto personas que comen carne, la mastican muy bien, la digieren y no tienen los problemas que tienen muchos vegetarianos que no pueden ni hacer del baño. Claro que, orgánicamente hablando, son aparatos digestivos diferentes, todos trabajan igual, sí, pero depende de los hábitos de cada persona.

Antes que nada, lo primero que tenemos que hacer para desintoxicarnos es saber, reconocer y aceptar que lo estamos. Ése es el primer paso para principiar algo diferente. Cuando estamos intoxicados el organismo se altera en su funcionamiento por la presencia de sustancias nocivas. Hay sustancias, como los venenos poderosos, que resultan fatales en cantidades pequeñísimas, otras pueden ser tolerables o incluso benéficas en poca cantidad, pero consumidas en exceso rebasan los límites de los órganos de eliminación y quedan en nuestro cuerpo como residuos maléficos. Después de cierto tiempo de acumulación ellas pueden provocar enfermedades, crónicas o degenerativas.

Haciendo todo esto, pero aunado a una tranquilidad emocional constante, al consumo de alimentos vivos que vamos a digerir y a procesar en nuestro aparato digestivo, para que éste produzca sangre de calidad, que mucho nos urge, y así vaya eliminando las impurezas y ésta pueda ser más fluida y mejore su circulación; tendrá, además, más capacidad de eliminación por estar más ligera y no se harán esperar las manifestaciones físicas: ¡ya no me duelen las rodillas, siento a gusto mis riñones, se está normalizando mi presión, me estoy desinflamando, ya no estoy tan cachetón; son muy comunes estas reacciones y manifestaciones de salud, ¿por qué?, porque la sangre está circulando mejor, nuestro organismo ya tiene capacidad de desintoxicación porque dispone de tiempo, dormimos y descansamos bien, nuestro cuerpo tiene capacidad para auto limpiarse, ya no acumula impurezas como antes, han mejorado las digestiones, éstos y muchos más cambios se empiezan a vivir, ¡esto es maravilloso!

Qué fácil es curarse. Necesitamos entender muy bien que, estábamos consumiendo, aproximadamente el 99% de alimento procesado y no ingeríamos más que sólo el 1% de alimento vivo antes de conocer esto. ¿Quién comía verduras y vegetales crudos por costumbre?; ¿quién comía fruta como alimento, y no como postre?; ¿quién lo hacía en su casa? ¡Pues casi nadie! Entonces si consumíamos un 99% de alimento procesado, ¿qué tengo que hacer para recuperar la salud?, ¿cuál es el porcentaje adecuado? A ese respecto Harvey Diamond nos dice:

El equilibrio ácido-alcalino (pH) oscila desde 0 que es sólo ácido, hasta 14 que es alcalino; 7 sería neutro. El pH de la sangre humana oscila entre 7.35 y 7.4, ya viendo esto, ¿cómo o cuál debe ser el porcentaje de ácido-alcalino? Si mi cuerpo es más alcalino que ácido, entonces, si estoy consumiendo el 99% de alimentos procesados, quiere decir que mi sangre es ese porcentaje de ácida, por no consumir alimentos naturales, o consumirlos en muy bajo porcentaje.

Si quiero equilibrarlo necesito reducir ese 99 a un 20% de comida ácida, procesada o no natural y agregar lo que nos falta en un 80% de alimentos alcalinos, vivos, naturales y sin procesar, como son las frutas, las verduras y los vegetales crudos.

Recuerde que nuestro cuerpo es más alcalino y si nos inclinamos a hábitos productores de acidez eso disminuye nuestro equilibrio alcalino; el cuerpo sufre y nosotros pagamos las consecuencias. El *consumo de tabaco* es uno de los hábitos más dañinos por el exceso de acidez que produce en el cuerpo. Tengan presente que, cuando se combinan alimentos ácidos y alcalinos, ambos se neutralizan. Utilice este dato fisiológico para beneficio propio a fin de minimizar eficazmente, las ramificaciones potenciales de abandonar el tabaco.

Por desgracia, la nicotina, el alquitrán y cerca de 3,000 sustancias nocivas que contienen los cigarrillos saturan los tejidos y cuando el cuerpo empieza a librarse de ellos, este ácido se activa y produce incomodidad.

Nuestro cuerpo está compuesto, aproximadamente, por 70 a 80% de líquidos, entonces el alimento que necesita es uno que tenga esas proporciones de agua y lo vamos a tener consumiendo frutas, verduras, semillas y granos germinados crudos; para completar el 100%, nos faltaría sólo el 20% que consumiremos de lo procesado; calculen ustedes, si por ejemplo, comieran un kilo de comida al día, que no creo, serían 800 gramos de alimento crudo (lo forman el desayuno de fruta; en la comida la ensalada cruda y abundante por la noche la fruta) más 200 gramos de comida procesada o cocinada: sopa y guisado de vegetales, que son la mejor opción; otra más sería la carne, el pollo, el pescado, el queso y los huevos; con esta otra, no tendríamos dificultades, siempre y cuando fuera mínima la porción (200 g) y no como lo estaban haciendo.

Dicen que el ser humano consume alrededor de una tonelada de comida en un año (mil kilos), son como tres kilos diarios, ahora con este régimen bajará y en mucho, esa cantidad. Piensen, y todo lo que coman en el día debe cubrir ese porcentaje.

En el siguiente tema hablaremos de los problemas que se originan con la comida de origen animal, por si quieren consumirla; porque nos proporcionan gusto, pero ningún beneficio, además de muchos problemas de salud. Antes no lo sabíamos, pero ahora los vamos a conocer y, si comen, ya será con conciencia y responsabilidad personal y no por educación.

Fíjense lo que es el instinto del animal, si nosotros le damos carne a un conejo, aunque estuviera molida y revuelta con zanahorias y lechuga no se la come, lo mismo sucedería con un caballo o una vaca; se les puede engañar revolviendo, como sucedió con las vacas locas (lo explico con más detalle en el siguiente tema que es el miércoles *Productos de origen animal).* Allá en Inglaterra, les estaban dando vísceras en el alimento, precisamente, para que produjeran más y eso fue lo que les causó la enfermedad.

¿Por qué?, porque ése no es el alimento natural para las vacas; lo que sucedió fue que alteró el funcionamiento de su organismo y produjo o causó la enfermedad antes dicha. En tal caso, si deseo comer algo procesado debo considerar que la cantidad será tan sólo del 20%, ya sea en vegetales o algún producto de origen animal, pues ya veo en realidad que la cantidad es insignificante a comparación de como lo estábamos haciendo.

En el siguiente tema veremos los problemas causados por el consumo de la carne, la leche, el huevo, el pescado y en sí, todos los productos de origen animal, pues aquí se les está informando para quien quiera seguirlos consumiendo, ¿verdad?, porque habrá quien lo siga haciendo, pero quizá de vez en cuando, y ya no como lo hacía, que era alrededor de tres veces en el día. Aunque hay quienes lo hacían hasta cinco veces; si multiplicamos tres comidas al día por 30 días de un mes, nos va a dar la cantidad de 90 veces en el mes. De aquí en adelante habrá quien lo siga haciendo, pero ya no tres veces al día sino una sola vez a la semana, o quizá también una vez a la quincena, y si lo hace una pura vez al mes, es totalmente diferente a como lo venía haciendo.

Lo que hacen aquellos que se dicen "vegetarianos" es muy distinto a lo que hasta ahora hemos visto aquí. El aspecto de ellos, si no el de todos, sí de una gran mayoría, es de enfermos porque lo que comen generalmente es procesado y no vegetariano, y por lo mismo, no es natural porque no está crudo y carece de vida.

A algunos médicos y "naturistas" les preocupa la pérdida de peso y el enflaquecimiento de esas personas. La mayoría de los vegetarianos poseen la misma inquietud e ideas. Para ellos nutrirse es lo primero. Se quieren alimentar para que la debilidad no se apodere de ellos, no precisamente de carnes, pero sí con cereales, frijoles, arroz, lentejas y derivados de animal vivo como los huevos y la leche.

Viendo el diccionario encontré qué cosa quiere decir *Vegetariano*; y es el animal o el ser que come vegetales y punto. Me di cuenta, además, que no menciona ningún tipo de proceso y menos cocinado. Ahora vamos a ver qué nos dice el diccionario Encarta acerca del

Vegetarianismo, creencia y práctica que consiste en ingerir alimentos procedentes sólo del reino vegetal, de ahí la abstinencia de carne y otros alimentos de origen animal. *Los vegetarianos en general consideran las aves y el pescado como alimentos no vegetarianos,* pero la práctica varía.

El vegetarianismo es una costumbre muy antigua. Existe desde la antigüedad entre ciertas sectas hindúes y budistas que consideran sagrada la vida animal, y fue celosamente recomendado por muchos filósofos y escritores de la Grecia y la Roma antiguas. En el seno de la Iglesia católica lo han practicado los monjes trapenses desde 1666, y actualmente lo practica también la rama protestante de los adventistas del séptimo día.

Como movimiento occidental activo se originó en 1809 cerca de Manchester, Inglaterra, entre los miembros de la Iglesia bíblica cristiana. En

1847 se fundó la Sociedad Vegetariana, una organización laica. El movimiento se extendió por todo el mundo y, en 1908, se creó la Unión Vegetariana Internacional, que en la actualidad celebra sus congresos cada dos años en diferentes países.

El *vegetariano* lleva un régimen basado, principalmente, en el consumo de productos vegetales, pero que *admite el uso de productos del animal vivo, como los huevos y la leche;* no come carne, pero de vez en cuando *pollo y pescado;* un gran porcentaje de su consumo diario es procesado, y come poco o casi nada de alimento crudo.

Es conveniente aclarar aquí que en el Centro Naturista llevamos un régimen frugívoro vegetariano y no, como muchos creen, un régimen naturista; comemos el 80% de alimentos vivos, crudos y alcalinos con los que recibimos la mayoría de los nutrientes como vitaminas, minerales y proteínas que necesita nuestro organismo, completando con el 20% de alimento procesado para que el pH de nuestra sangre se mantenga en proporción y equilibrio.

Además, con esto lograremos el equilibrio térmico, no habrá más fiebre interna ni exceso de trabajo en nuestro aparato digestivo. Esfuerzo, trabajo, dedicación y voluntad, todo esto cuesta, porque tenemos la educación y enseñanzas de toda una vida. Vean la edad que tienen en este momento, sólo imaginen tener que acabar con las enseñanzas de tanto tiempo cuesta mucho trabajo.

Pero si hay interés en la salud diremos: "lo importante para mí es que mi organismo no falle y que siga funcionando bien como hasta este día". Sentirse a gusto y bien dentro de uno mismo es un don del que no deberíamos renunciar jamás; es una cualidad y un derecho que nos corresponde a todos y cada quien puede privarse de ese derecho, si así lo desea.

Ahora que ya tienen la información necesaria, deben aprovecharla para recuperar la salud y disfrutar de su existencia, ¿no les parece justo?

Pues disfrútenla.

PRODUCTOS DE ORIGEN ANIMAL

(Miércoles: tercera plática)

BUENOS DÍAS, ¿cómo durmieron esta noche?, espero que bien. En este paso veremos la *Comida de origen animal* Hablando un poco sobre estos productos, no podemos decir que lo que estamos consumiendo en la actualidad sea bueno; sicológicamente estamos convencidos de que sí lo es, pero a nivel fisiológico, nuestro organismo se resiste a ellos, y por lo mismo, enfermamos.

Nos han mentido durante mucho tiempo para convencernos de que lo que nos dicen es verdad; nuestro organismo los rechaza por ser muy concentrados en proteínas y difíciles de digerir; sin embargo, nos aconsejan consumirlos en cantidad.

Son los alimentos más caros, más destructivos y los que menos beneficio nos aportan. La educación, las enseñanzas y las costumbres son los que nos dificultan sacar de nuestra mente esa información. Podemos hablar de cualquier enfermedad y casi es seguro que el 99% de ellas están relacionadas con el consumo excesivo de esos productos.

PRODUCTOS Y ALIMENTOS DE ORIGEN ANIMAL

Y, ¿cuáles son esos productos?, aquí vamos a recurrir al diccionario de *Encarta* para que nos dé una mejor descripción de ellos:

Carne: término que se aplica a las partes comestibles de mamíferos domésticos como el ganado vacuno, los corderos, las ovejas, las cabras y los cerdos. El término carne se aplica también a las partes comestibles de las aves de corral (carne blanca) y de las aves y mamíferos silvestres (caza).

El ave de corral por excelencia es la gallina. Al igual que el pavo, el faisán, la codorniz y otras especies emparentadas; las gallinas están adaptadas a vivir sobre el suelo, donde encuentran sus alimentos naturales, como gusanos, insectos, semillas y materia vegetal.

No se sabe en qué momento empezó la especie humana a comer carne ya que los demás primates son vegetarianos, con algún episodio ocasional de consumo oportunista de carne.

Embutidos y carnes frías: tripa rellena con carne picada, principalmente de cerdo. Jamones, salchichas, chorizos y demás.

Leche: líquido opaco, blanquecino o amarillento, segregado por las glándulas mamarias de las hembras de los mamíferos para la alimentación de sus crías.

El yogurt: es un producto popular lácteo fermentado que se toma natural o se le añaden sabores de fruta. La acidificación de la leche, o la adición del enzima renina, transforma la mayor parte del contenido proteínico en requesón o caseína. El residuo líquido recibe el nombre de suero.

La *caseína* puede convertirse en queso o usarse en productos comerciales tales como pegamentos, productos textiles y pinturas; también puede transformarse en un valioso plástico.

Huevo: cuerpo redondeado, de tamaño y dureza variables, que producen las hembras de las aves o de otras especies animales, y que contiene el germen del embrión y las sustancias destinadas a su nutrición durante la incubación.

Pescado: el investigador Guillermo Mosqueira nos dice en su libro *La salud y los alimentos* que es un alimento con elevada concentración de proteína, alrededor de un 20%, lo cual propicia que el riñón se degrade y que se eleven los requerimientos del organismo en calcio, vitamina A y vitamina B12.

Esto a su vez predispone a una deficiencia en tales nutrientes. No deja residuos fibrosos en el intestino. El pescado, por ser un cúmulo de tejidos muertos el cual ya no tiene capacidad de autoprotección, es presa fácil de los microorganismos que lo contaminan. Por ora parte, un tejido muerto genera sustancias tóxicas de putrefacción.

LAS PROTEÍNAS

Todo eso es comida de origen animal. ¿Por qué hay que comerla? Se sugiere, se indica, o se recomienda porque estos productos nos proporcionarán la cantidad necesaria de proteínas para cubrir los requerimientos diarios que según la Organización Mundial de la Salud necesita el ser humano para su buen funcionamiento, recomendándonos consumir de 50 a 65 gramos de proteína diariamente. Sin embargo, en caso en que prefiriéramos comer alimento natural, para que de esta forma la reciba nuestro organismo, sería muy difícil que llegáramos a cubrir esa cantidad de proteína porque se requeriría muchísima comida que no pudiéramos consumir en un día, tal vez en varios días, o quizá meses, pero nunca en un puro día.

Los 50 gramos de los que estamos hablando se refieren a la proteína animal; pero ¿cuánto alimento natural, crudo y sin procesar necesitaríamos consumir para satisfacer el requerimiento diario, que según la OMS, necesitamos para un día? Veamos el siguiente ejemplo:

Un manojo de espinacas o acelgas crudas pesa 100 gramos y tienen alrededor de 0.02 mg. de proteína natural; si nos conformáramos con un puro gramo de proteína natural tendríamos que consumir 50 manojos de 100 gramos cada uno, que nos darían un total de cinco kilos de espinacas.

Es difícil comer 100 gramos de espinacas en una ensalada; tal vez unas cuantas hojas sí, ¿pero 100 gramos?, no creo, pero puede ser. Pero, comer cinco kilos de espinacas para obtener un solo gramo de proteína, como que no, ¿verdad? Pero, ahora imagínense, que quisieran hacerle caso a su nutriólogo y se animaran a comer sólo alimentos naturales, ¿cuántos kilos de espinacas tendrían que comer para llegar a los 50 gramos de proteína? Recuerden el dato de la OMS (50 a 65 g), esa cantidad es diaria, ¿se animarían?, ¿verdad que no? Vamos a multiplicar:

Cinco kilos de espinacas crudas nos dan un gramo de proteínas; la siguiente multiplicación nos va a dar la respuesta:

Cinco kilos de espinacas por 50 gramos al día nos da ¡250 kilos de espinacas!, esto sí ya nos daría los 50 gramos de proteína para un sólo día. ¿Cuál es el problema? No se asusten, miren, creo que estoy pensando lo mismo que ustedes, es mejor comer cualquier derivado de animal y no tanta hierba como conejos, ¿verdad que sí? Pues pienso que ni una vaca se comería esa cantidad en un solo día.

La cantidad es demasiado exagerada. Observando al reino animal nos daremos cuenta que cualquier animal requiere proteína diariamente, por ejemplo, las vacas no se guían por ninguna organización, pues los animales no la tienen porque son irracionales, y como no piensan utilizan su instinto; ése no se equivoca.

Recuerden que les comentaba: "se elogia más el instinto que la razón". Estos mamíferos consumen no solamente la proteína, sino todos los elementos de vida que necesitan para su tamaño, peso y fortaleza, pero nunca de la carne, sino de los alimentos naturales que ellos consumen como son la alfalfa, la hierba, el trigo, el maíz, el sorgo, la paja, el pasto y el pienso. Estamos hablando de animales muy grandes y pesados, como por ejemplo, la jirafa, el elefante, el hipopótamo, el rinoceronte, el caballo y el toro; ¡qué animalazos, ¿verdad?!

¿Por qué nosotros, los seres humanos, si no somos carnívoros debemos comer carne? No olviden esto, ya vimos que no somos carnívoros sino frugívoros-vegetarianos, entonces ¿por qué la proteína de origen animal? Si la vaca que es un animal muy corpulento, mucho más grande que nosotros, pesa muchísimos más kilos y necesita más proteína que nosotros no la consume, ¿por qué el ser humano sí?

Ahora, aquí vamos a ver una cosa muy importante, no es que no necesitemos la proteína, ésta es vital, necesaria e indispensable para la vida, pero viene en los alimentos naturales en una cantidad mínima que, precisamente, eso es lo que necesitamos. La naturaleza no se equivoca; somos nosotros los equivocados y los que tenemos miedo de ella, creemos que ella no es capaz de proporcionar lo necesario y estamos en riesgo de perder la salud.

Ya cumplí 35 años trabajando y viendo gente aquí en el Centro Naturista, se han internado muchísimas personas, cada una de ellas con sus problemas de falta de salud, pero nunca, fíjense, nunca me ha tocado ver, ni siquiera una sola de ellas que tenga problemas por falta de proteínas, ¡ninguna! Imagínense en tantos años cuánta gente no hemos visto, ¿en dónde está realmente el problema?; no está en la falta de proteína sino en el exceso que hemos consumido, luego entonces, ¿qué es lo que está pasando en nuestro organismo? En el tema del martes hablé un poco sobre la fiebre interna y cómo se produce; como ejemplo vamos a comparar el aparato digestivo con un motor eléctrico. Mientras esté desconectado estará frío, pero al conectarlo empezará a trabajar y generará calor. Éste irá aumentando de temperatura de acuerdo al tiempo que dure trabajando, y si lo dejamos 24 horas al final estará súper caliente.

Piensen por un momento en su motor, su aparato digestivo que está conectado desde que nacieron y no ha dejado de trabajar ni por un momento. Sólo al principio, como mencioné el martes, cuando empezamos a consumir alimento racional y de forma natural fue cuando nuestro estómago tuvo oportunidad y tiempo para descansar después de digerir los alimentos; pero cuando empezó a recibir alimento procesado y derivado de animal, jamás en su vida volvió a descansar, sino hasta ahora que están aquí en el Centro Naturista. Imagínense cuántos años tiene trabajando su estómago y apenas le están dando vacaciones, ¡háganme favor!

Siempre que hay descansos los tomamos sin ningún pretexto; igualmente los fines de semana, el cumpleaños, los días festivos, cuando hacemos puentes y las vacaciones de fin de año. Hay muchas oportunidades para descansar, pero el estómago jamás descansa. Y es, precisamente en esos días, cuando más trabaja; sólo piensen qué tan caliente estará ese estómago. ¿Qué le pasa a un vaso de leche, un plato de sopa o un bistec de res ya procesados, en época de calor y fuera del refrigerador?; y si salen el fin de semana y olvidan meter al refrigerador el pollo, los camarones y el pescado que compraron, ¿cómo estarán al regreso? Les puedo asegurar que al llegar a casa y abrir la puerta, lo primero que van a oler es la fetidez que está produciendo la putrefacción de esos productos que por el olvido de haberlos guardado en el refrigerador están produciendo, y quizá hasta ya estén agusanados.

Lo procesado estará echado a perder, además del pollo, los camarones y el pescado, que tal vez estén agusanados, ya que desde que muere cualquier ser vivo, automáticamente empieza el proceso de descomposición; además estos últimos se corrompen más fácilmente por estar fuera de su elemento natural, que es el agua. Los medios que se usan para evitar estos problemas son la refrigeración y el congelamiento.

Imaginen eso, pero en su estómago, con ese calor constante todo el tiempo, toda la vida, comiendo alimentos que no son compatibles entre sí; que se degradan, se pudren, se corrompen fácilmente y se agusanan, ¿sería prudente hablar de digestiones?

¡Para nada!, más bien hay que hablar de indigestiones y putrefacciones intestinales crónicas diarias, tres veces al día y todos los días de nuestra vida. ¡Pobre estómago!

Lo que es ahora, sí está descansando porque lo que estamos comiendo, es un alimento natural crudo y vivo, nos refresca el aparato digestivo y es fácil su digestión. Estamos buscando tener calidad de vida y sólo de esta forma la tendremos.

El investigador Guillermo Mosqueira nos pregunta lo siguiente: ¿vale la pena consumir la carne, en vez de los cereales? De las proteínas que el animal consume, el ser humano únicamente recupera 23% cuando toma leche; 12% cuando come carne de puerco y 10% cuando come carne de res.

La soya produce siete veces más aminoácidos (componentes esenciales de las proteínas) que las vacas con su leche y 8.2 veces más que las gallinas con sus huevos.

La soya produce 19.3 kilogramos de proteína por hectárea de terreno, en comparación con 2.27 kilogramos de proteína para la leche y con 1.13 kilogramos de proteína para la carne de res.

PROCESO DE LOS ALIMENTOS NATURALES

A la hora de procesar un alimento natural pierde la vida. No sé si conozcan este dato: las enzimas (parte de la proteína) mueren a 54° C de calor; y, ¿qué creen que pasa con la pasteurización de la leche?

Pasteurizar: es el proceso de calentamiento de un líquido, principalmente la leche, hasta una temperatura que va de 55 a 70°C; para destruir las bacterias perjudiciales, la leche se pasteuriza calentándola a 63 grados centígrados por, aproximadamente, media hora.

¿Qué cosa es lo que nos están vendiendo?, la leche nos la venden en envases muy atractivos, que dicen *Leche Light, Leche descremada, Leche se-*

midescremada, Leche entera que les agregan vitaminas C y D; éstas nos pueden durar hasta varios meses, mientras no abramos el envase; pero también nos venden *Leche en polvo* y *Fórmulas para bebé* compuestas con vitaminas y minerales sintéticos; ¿qué cosa contiene esa leche para que pueda durar tanto tiempo?, los ganaderos y la gente del campo saben que, en cuanto la leche tiene contacto con el aire, ésta se descompone y ya no sirve.

Imagínense, la leche es muy delicada y fácilmente se descompone; ahora transportándola en camiones tanque, llevándola de un lugar a otro en envases de cartón o plástico, calentándola e hirviéndola, ¡qué barbaridad!, realmente, ¿qué es lo que estamos consumiendo? Algo con sabor agradable, para nosotros, pero no para esas personas que conocen el sabor de la leche recién ordeñada porque no es lo mismo pero, por medio de las autoridades de salud se permite vender esa leche, que lo más probable es que ya no tenga nada de natural y, a lo mejor, esté descompuesta en esos envases. ¡Fíjense qué padre!, ¿cómo es posible que las autoridades de salud lo permitan?, ¡háganme favor! Mientras la gente no se muera envenénala, dale lo que quiera y lo que le guste, pero con medida; está permitido siempre y cuando no pase de allí, porque si se te muere alguien al consumir ese producto, ¡cuidado!, entonces sí te fastidio, pero mientras no, dales lo que te pidan y lo que quieran, ¡fíjense nada más!

Aquí, vale la pena detenernos un poco para hacernos esta pregunta: ¿Qué hace la Secretaría de Salud por la población? Establece y conduce la política nacional en materia de asistencia social, servicios médicos y salubridad en general; además, dicha institución está al pendiente de las enfermedades y las epidemias.

Por ejemplo, el *Dengue y otras enfermedades contagiosas,* si hay enfermedades se encargan de controlarlas, tratan de prevenirlas y evitarlas, pero no se nos previene sobre la nutrición y la dieta.

Entonces, si estamos consumiendo esos productos, que se descomponen fácilmente y se pudren, imagínense nada más, cuántas veces hemos comido, por ejemplo: carne, tomado un vaso de leche, comido unos huevos con jamón, o embutidos; tacos de chicharrón o carnitas, pollo, pescado, mariscos, ¿sólo una vez?

¡Bueno, pues entonces no hay problema!, pero si esto lo hemos hecho constantemente, todos los días, tres veces al día, noventa veces al mes y 1,080 veces al año, y cada que comemos no sólo tomamos un bocadillo, imaginen ¡qué problema tan grande para nuestro aparato digestivo!; nunca puede descansar porque siempre está recibiendo comida. Y si estamos hablando del aparato digestivo veamos sólo una entre las múltiples funciones que realiza el hígado: la purificación de la sangre que procede de la digestión antes de ser distribuida a todo el organismo. Si no pasara por el hígado podríamos morir, ¡pero así de rápido!, nada más con el hecho de comer carne, ¡inmediatamente!

Nuestra dentadura no está diseñada para desgarrar y arrancar carne. No tenemos los colmillos adecuados, en comparación con un carnívoro. Nuestra saliva es totalmente distinta de la de un carnívoro. La nuestra contiene una enzima cuyo objetivo es digerir los hidratos de carbono complejos que se encuentran en las plantas. Los animales carnívoros carecen de esa enzima y su saliva es muy ácida, para descomponer las proteínas concentradas, mientras que la nuestra es alcalina.

El estómago de un carnívoro segrega diez veces más ácido clorhídrico que el nuestro. Esta concentración descompone rápidamente la carne. Los carnívoros también tienen la capacidad de eliminar grandes cantidades de colesterol y poseen una enzima llamada *uricasa* para descomponer el ácido úrico. Nuestro hígado sólo puede hacer frente a una pequeña cantidad de colesterol y carecemos de la uricasa.

Su aparato digestivo es más corto que el nuestro, unas tres veces su torso, lo cual permite la expulsión de la carne en putrefacción. Todos los animales que se alimentan de plantas tienen intestinos largos, de ocho a doce veces la longitud de su torso, a fin de permitir suficiente tiempo de tránsito para digerir y extraer los nutrientes de las plantas.

Y, veamos también cómo afecta en la actitud y el comportamiento de los animales; ilustraré más ampliamente con el ejemplo que nos pone la doctora Ann Wigmore con ratitas blancas:

¿CÓMO NOS AFECTAN?

Hace algunos años, John era propietario de una tienda de animales y se especializaba en la crianza y venta de ratoncitos blancos. Los vendía por miles a diversos países del mundo. En el recinto donde los criaba había colocado una gran paca de heno. Utilizando para ello la hierba seca, los ratones construyeron una especie de "apartamentos". Excavaron numerosos túneles, construyeron "jardines colgantes", auténticos pueblos y casas en las que criaban a las nuevas generaciones en un ambiente de armonía.

Su existencia era feliz y se caracterizaba por la paz y la abundancia. El propietario empezó a preocuparse por la subida de los precios del grano con que alimentaba a sus ratones y a buscar la forma de reducir los costos.

Un vecino que tenía un albergue bastante grande se ofreció a darle todos los días los restos de las mesas. Éste aceptó rápidamente aquella oportunidad que se le ofrecía de incrementar sus ganancias.

Pero cuando sustituyó el grano por las sobras de la comida, fue como si una gran desgracia se hubiera abatido sobre la comunidad de ratones. En cuanto empezaron a consumir los mismos alimentos que los humanos desapareció la forma de vida en cooperativa de los ratones. Estallaron las peleas, llegando a producirse auténticas batallas en los túneles excavados en la paca de heno.

Al cabo de una semana, había ratones muertos por todo el suelo del recinto; los padres se habían vuelto caníbales y devoraban a sus crías. Los más débiles se veían sacrificados sin que mediara la menor provocación. Al darse cuenta el propietario del desastre que se le venía encima renunció a las sobras de comida y volvió al grano.

El resultado no tardó en evidenciarse. Dejaron de aparecer ratones muertos o medio devorados. Ésta no es obra de la imaginación, sino una serie de hechos documentados y los efectos negativos que la "alimentación humana" tuvo sobre los ratones, resultan, así mismo, perceptibles en las desastrosas formas de comportamiento de muchos niños y adultos de nuestras comunidades.

Efectos nocivos de la carne

En este ejemplo, Guillermo Mosqueira nos comenta:

La toxicidad de la carne no era desconocida para los pueblos de la Antigüedad. Ciertas naciones orientales la utilizaban para alimentar exclusivamente (de carne) a los criminales. Al principio se mantenían en buenas condiciones, pero pronto, incluso los más resistentes, sucumbían antes de alcanzar los 28 días de "carnivorismo riguroso". ¿Qué substancias puede contener la carne que la hace peligrosa a tal extremo? La ciencia de la nutrición humana ha identificado poco a poco sus componentes riesgosos, a los cuales me referiré haciendo un breve comentario.

La carne procede de un animal sacrificado, con varios días de haber muerto. Debido a esta circunstancia, contiene substancias tóxicas propias de los tejidos muertos, conocidas como tomaínas. Al consumir esta carne, el organismo, especialmente el hígado, debe neutralizar a esas substancias a costa de un trabajo extra, lo cual precisa su ocaso o fatiga prematura, que a la vez abrevia la duración de la vida.

En un experimento con perros, por medio de una desviación lograda por medios quirúrgicos, se conectó directamente la sangre que provenía del intestino hacia la circulación general, sin hacerla pasar por el hígado como normalmente ocurre. Los perros alimentados con carne murieron; los perros alimentados con productos lácteos y con legumbres, continuaron viviendo.

Las implicaciones de este experimento se entienden fácilmente cuando se sabe que el hígado, entre sus múltiples funciones, realiza una desintoxicación de la sangre que procede de la digestión, antes de ser distribuida al resto del organismo. Al evitar esta etapa de purificación de la sangre, los efectos de la eventual toxicidad del alimento sobre el organismo se manifiestan de manera más evidente.

No sé si se enteraron, pero hace tiempo un amigo me dijo que leyó y escuchó las noticias donde comentaban que "en Inglaterra estaban congelando la carne para enviarla a México para su venta y consumo"; eso no tiene nada de raro, pero sí la fecha de congelamiento, 1980; en este año, 1999 ya se estaba vendiendo en México, sólo 20 años de congelamiento, casi nada, ¿verdad? ¿Acaso eso no representaba ningún riesgo para los consumidores?

Puede que sí, tal vez con el tiempo tengamos por aquí el problema de las vacas locas, como ya tuvimos conocimiento de una persona. Y ¿qué es eso?, según el diccionario de *Encarta*:

ENFERMEDAD DE LAS "VACAS LOCAS"

Es una enfermedad degenerativa del sistema nervioso que afecta al ganado vacuno y es conocida popularmente como la *enfermedad de las vacas locas.* Se supo de ella, por primera vez, en noviembre de 1986 en el Reino Unido. De esa fecha y hasta finales del año 2002 se registraron más de 180,000 casos. Además, la enfermedad se ha detectado, desde entonces, en otros países de Europa.

Se han descrito enfermedades similares en los seres humanos y en otros animales que afecta al ganado ovino y caprino.

La enfermedad es causada por unas partículas proteínicas infecciosas que reciben el nombre de priones, y que son responsables de un grupo de enfermedades, conocidas como *encefalopatías espongiformes transmisibles,* que cursan con la degeneración del sistema nervioso.

La proteína presenta una forma normal y otra anormal o infecciosa, con distinta configuración, que es la que origina la patología. Y ¿cuál fue su origen?

La hipótesis más aceptada en el momento actual es que entre 1978 y 1980 se utilizaron ovejas muertas por esta enfermedad para fabricar piensos compuestos con los que se alimentaba a las vacas. Así, los priones ovinos ingeridos por el ganado vacuno originaron la enfermedad de las *vacas locas.* Si estas vacas son utilizadas en la alimentación humana (especialmente piezas procedentes del sistema nervioso central), la enfermedad puede transmitirse a los seres humanos como una nueva variante de la enfermedad de Creutzfeldt-Jakob.

El 20 de marzo de 1996 el Ministerio de Salud Británico anunció la aparición de una nueva variante de la enfermedad que afectaba a personas de menos de 45 años e informó de que la explicación científica más probable a la aparición de esta enfermedad era el consumo de productos de vacas enfermas de encefalopatía espongiforme bovina (esencialmente aquellos que contenían tejido cerebral o médula espinal).

Para evaluar el riesgo de contagio a humanos hay que tener en cuenta que el máximo potencial infeccioso parece ser el sistema nervioso central (cerebro y médula espinal), ojos, amígdalas e intestinos. Según señala la OMS (Organización Mundial de la Salud), los músculos, es decir, lo que habitualmente llamamos carne, no transmiten la enfermedad. También se consideran seguros la leche y sus derivados, el sebo y la gelatina.

Y respecto al consumo de la carne veamos nuevamente la opinión de la doctora Wigmore:

> Un estudio llevado a cabo por el profesor Moore en los Laboratorios de Fisiología de la Universidad Norteamericana de Harvard, demostró que una dieta a base de carne, produce una aceleración del funcionamiento del corazón, que resulta sorprendente tanto por su magnitud como por su duración. Descubrió que:
>
> Tras una comida a base de carne, el aumento de la tasa de palpitaciones del corazón es por lo general de entre un 25 y un 50% por encima del nivel normal y, en sujetos sometidos a experimentos, se mantiene entre 15 y 20 horas, lo que suma un total de millones de latidos extra. Para que cualquiera de las funciones del organismo se acelere de esta forma hace falta la presencia de algún veneno o sustancia tóxica en el organismo. La prueba de la presencia de esos venenos consiste, precisamente, en la aceleración de la función corporal.

ENFERMEDADES DEGENERATIVAS

Aquí podemos hablar de la diabetes, la artritis, el colesterol elevado, el cáncer, la leucemia, los divertículos, la gangrena y muchas enfermedades más. Pero, ¿han escuchado hablar de una enfermedad que se llama *soriasis* (enfermedad degenerativa), o conocen a alguien que la padezca?, es una enfermedad crónica de la piel que se caracteriza por la aparición de manchas rositas, sobre la superficie de ésta.

Se empieza a formar una especie de mancha blanca como con escamas o costras y al rascarse cae un polvito blanco y deja al descubierto una mancha roja y ardorosa, a veces sangrante, que insita a seguirse rascando. Esto es debido al exceso de ácido úrico que el cuerpo elimina por esa área.

Tiende a agrandarse pero, además, se empieza a extender por todo el cuerpo, principalmente en las articulaciones, en las corvas, atrás de las orejas, en el cuello, en la cara, la frente, el cuero cabelludo y el pecho; éste es un problema bastante serio. Aquí han venido personas que tuvieron esa enfermedad y, afortunadamente, con la constancia de su régimen alimenticio han salido adelante y no han vuelto a padecerla.

¿Qué cosa es lo que recomienda la medicina en estos casos?, regularmente pomadas para la piel, la *cortisona* y existe, además, un tinte. Este último tratamiento se recomienda sólo en casos muy graves de soriasis debido a que éste aumenta la frecuencia de cáncer en la piel (enfermedad degenerativa) y aunque es muy leve, no es muy recomendable su uso.

Cuando yo estaba chiquillo, no recuerdo cuántos años tendría, un hermano de mi mamá que es médico y una eminencia en la ciudad de México (Enrique Gutiérrez Murillo), ahora, me imagino está retirado, un día le hizo un comentario a mi mamá, y me acuerdo, porque el nombre de la *cortisona* se me quedó muy grabado, le decía que este producto o sustancia era lo último que la medicina debía usar en un ser humano. Quién sabe a qué vendría el comentario, yo estaba afuera y escuchaba atentamente. Ese comentario tiene más de 50 años, y ahora, ¿ustedes saben si la medicina usa la cortisona? ¿Por qué antes no y ahora sí?, una pregunta para el diablo, ¿verdad?

El día 24 de marzo del año 2006 escuché, y vi en la televisión, el comentario que hacía una autoridad de salud, referente a que están muriendo "12 millones de personas al año, por enfermedades cardiovasculares". "Puede ser que tengamos mala educación alimenticia", ¿Será que nuestra educación no es la correcta?, o sea que, ¡todavía se duda que tengamos una educación deficiente a nivel alimentación!, a lo mejor sí, a lo mejor no, más bien quién sabe.

En la actualidad están usando la *cortisona*, que es una hormona, para problemas de artritis, reumatismo y articulaciones inflamadas; para el asma y problemas alérgicos; la soriasis y muchos problemas más. Los medicamentos que contienen *cortisona* son muy tóxicos y dañinos; uno de los efectos es la hinchazón de la cara y las articulaciones. Imagínense, en EU se la recomendaron a mi nieto, un bebé de menos de un año de edad. Les comento esto porque le salieron unas ronchitas en sus "pompis" y el médico le mandó una pomada que contenía cortisona, desde luego que se la cambié por una de caléndula y mejoró. Bueno, ya no es de extrañar.

Esas personas que tienen o han tenido soriasis, ¿saben cuál es su origen?, el exceso de ácido úrico en su sangre; y ¿cómo se produjo?, de la forma más simple y sencilla que puedan imaginar, ¿sorprendidos?, pues hay les va. Miren, el ácido úrico es uno de los venenos más potentes conocidos y los alimentos con muchas proteínas, sobre todo las carnes y la leche de vaca, son una de sus principales fuentes.

Ahora entienden ¿cómo es que lo estamos produciendo nosotros mismos? Aun con el simple hecho de comer frijoles, desde luego cocinados, o sea, los granos y semillas que no podemos comer de forma natural y los procesamos, nos producen ácido úrico, pero ¿qué cosa produce más ácido úrico en nuestra sangre?, todas las carnes y todos los productos derivados de animal.

Entonces, imagínense a una persona que llega con el médico y lleva un problema de soriasis, las indicaciones de éste serán: úntate esta pomada en las heridas, tómate estas pastillas y santo remedio.

¡Qué mal mecánico! ¿verdad?, porque lo primero que debería hacer, si ellos saben que la soriasis la produce el exceso de ácido úrico, es aconsejarle que no coma más productos que le produzcan ácido úrico; o sea, si deja de alimentar la enfermedad se termina, ¿lo quieren más claro?, necesitas dejar de comer lo que te produce la enfermedad.

Si cambias tus hábitos alimenticios y consumes productos naturales la enfermedad se va a detener, pero si eres constante y aceptas esta disciplina alimenticia tienes casi el 99% de probabilidades de recuperarte totalmente, lógico, ¿no?, fácil de entender, sencillo de hacer pero difícil de comprender; entonces, ¿para qué esperar? Fíjense qué sencillo sería curarse, pero los médicos, es lo que menos le recomiendan a la gente; o sea, las recomendaciones son: toma tus medicamentos, esta pomada para untar y punto. Pero se olvidan totalmente del individuo y la causa que originó la enfermedad, por eso le llaman medicina sintomática; siempre va contra el síntoma y jamás contra la causa que la origina.

Me imagino que conocen o saben de alguien que tenga *leucemia* (cáncer de la sangre), o por lo menos han escuchado de este padecimiento, ¿verdad?, bueno, pues aquí hemos atendido a varias personas con ese problema. Sin embargo, ¿saben cuál es el tratamiento que les recomiendan? Desde luego un tratamiento en el que se les sugiere la quimioterapia o las radiaciones y, para que puedan soportar ese tratamiento tan agresivo, les recomiendan comer de todo y muy bien. La quimioterapia funciona matando todas las células en vías de desarrollo en el organismo. Muchos de los pacientes, ya sea de cáncer, leucemia o sida, no sobreviven a la quimioterapia, debido a los efectos destructivos en el sistema inmunológico y en los intestinos. Debido al daño que causa, la quimioterapia nunca se usa como prevención para el cáncer y solamente se administra por espacios de tiempo limitados.

Cuando hacen la autopsia a personas que han muerto de leucemia, todas ellas han presentado un alto nivel de ácido úrico en su sangre el cual se habría reducido si hubieran dejado de comer en exceso los productos de origen animal. Aquí vuelvo a lo mismo: si dejo de comer lo que me produce la enfermedad sucede que desde el momento que ya no alimento la enfermedad, ésta empieza en detenerse. Si sigo con constancia el régimen de salud y me alimento sanamente con productos naturales crudos y sin procesar, ésta se va eliminando y el organismo empieza a recuperarse hasta sanar totalmente. Esto es lo que ha sucedido en una gran mayoría de casos.

Lo que comentaba Lezaeta Acharán era que: *Todas las enfermedades se curan, pero no todos los enfermos sanan.*

Los *divertículos* son unas bolsitas que se forman en la pared del tubo digestivo, principalmente en el colon los cuales aparecen, según la medicina, con la edad, pero la razón principal es la falta del consumo de alimentos naturales que le proporcionan la fibra que necesita el aparato digestivo y el exceso de productos refinados, procesados y de origen animal que producen un estado de estreñimiento crónico. En algunos casos llega a producir dolor y en otros hasta sangrado. A la inflamación de un divertículo se le llama diverticulitis y es por la infección y acumulamiento de materias morbosas dentro de él.

No olviden que el organismo, como defensa, pone en juego sus mecanismos metabólicos y transforma el exceso de proteínas en diversas sustancias para ser expulsadas. Entre ellas está el ácido úrico que es el causante de infinidad de molestias del hígado, bazo, constipación crónica, inflamación de los órganos genitales de las mujeres, hipertensión, tumores, impotencia, leucemia y artritis que es muy dolorosa y deformante; cristales de ácido úrico en las articulaciones de los dedos de las manos y de los pies, codos y rodillas, la gota (enfermedad causada por la acumulación de cristales de ácido úrico en alguno de los pies y el dedo gordo), piedras en los riñones; enfermedades cardiacas. El colesterol es una sustancia exclusiva del hombre y de los animales. Lo segrega el hígado y es necesario para muchas funciones del cuerpo y sus tejidos; pero el exceso del colesterol en la sangre lo produce el consumo de los derivados de animal; y así, podría enumerar muchos padecimientos, que disminuyendo el exceso de proteína animal y consumiendo alimentos naturales vivos, podríamos mejorar.

Por ejemplo, ¿cómo podemos reducir el exceso de *colesterol* en la sangre? Si nos recomiendan una dieta rigurosa en la que nos permiten comer carne asada (tiene colesterol), leche descremada (tiene colesterol), huevos, aunque sólo sea la clara (tiene colesterol), aguacate (no tiene colesterol, porque no tiene hígado). ¿Cómo es posible que los sigamos comiendo si lo que queremos es combatirlo?, ¿cuándo vamos a terminar con el exceso? ¡pues nunca! ¿Por qué de plano no nos dicen que dejemos de comer esos productos?...

En cambio, aquí en el Centro Naturista no les damos de comer nada que contenga colesterol (derivados de animal), y ¡qué maravilla!, les baja el colesterol. Solamente dense cuenta qué fácil es corregir ese problema, ¿¡se fijan de qué forma nos manipulan!? Y el miedo es su principal arma.

Anteriormente vimos un ejemplo. ¿Qué sucede si nosotros tenemos la ventana abierta y el sol penetra por ella? Cuando una persona se para allí para asolearse, se produce una sombra, ¿qué tenemos que hacer para quitar la sombra del piso? ¿Cuál de estas opciones sería la más indicada?, ¿con un borrador?, ¿con una goma?, ¿pintando el suelo? Con ninguna de éstas desaparecerá la sombra, entonces, si no queremos que haya sombra debemos quitar la causa, que es la persona o tapar el sol y se acaba el efecto, que es su sombra. Una ley física es que: "no puede haber efecto sin una causa".

Es muy sencillo, ¿verdad? Ahora si nosotros estamos enfermos y tenemos soriasis, por decir el nombre de una enfermedad, ¿qué cosa es lo que tenemos que atacar directamente? El síntoma, sí hay que ayudar al síntoma, pero nunca debemos olvidar la causa que está produciendo la enfermedad, y éste es el aparato digestivo. Recuerden, si yo ataco la causa, se acaba el efecto que es la soriasis o cualquier otro síntoma, es sencillo, ¿sí o no?, es una cosa de lógica, de instinto o de sentido común. Como aquello me enfermó, dejo de comerlo y san se acabó; suena fácil y es muy fácil si me decido a hacerlo, ¿lo harán? Presentaré algunos testimonios al final del libro.

EL CONSUMO DE LA LECHE DE VACA

¿Qué sucede cuando una persona está consumiendo leche de vaca? Bueno, la leche de vaca la podemos tomar, comer y masticar, ¿en qué forma?, líquida en yogurt y crema; sólida en quesos, panelas, mantequilla, y demás.

En cuanto al consumo de leche líquida fuera de la edad de la lactancia, el consumidor debe saber que un bebé (o cualquier otra cría) dispone de la enzima necesaria y específica para digerir la proteína de la leche, *únicamente durante la lactancia.* Después se pierde esta capacidad. En el ser humano *se pierde a los tres años de edad, aproximadamente.*

Así, cuando se rebasa esta edad, la leche se vuelve un alimento inapropiado, puesto que el organismo ya no puede digerirla íntegramente y puede ser el origen de irritaciones del aparato digestivo. De tal forma que es una falacia pensar que la leche es un buen alimento, ya sea para el niño, el adolescente, el adulto o el anciano.

Equivocadamente se pretende extrapolar a todas las edades los beneficios que sí obtiene un bebé al ser nutrido con su alimento específico: la leche materna.

¿Es la leche un alimento de primera necesidad como todo mundo lo dice? La respuesta es afirmativa sólo cuando se trata de un lactante y la leche sea la determinada por la especie. El consumo de la leche en cualquier otra circunstancia es inconveniente de forma total. Ni el niño mayor de cuatro años, ni el adolescente, ni el adulto, ni el anciano requieren leche como un alimento.

Por otra parte, no es favorable que un lactante de una especie consuma leche de otra especie (por ejemplo, que un bebé consuma leche de vaca), ya que los requerimientos y características de crecimiento de la cría son distintos en cada especie.

O sea, que nosotros nunca vamos a crecer ni a desarrollarnos como una vaca, ¡eso nunca!, porque los requerimientos de proteína en la vaca son más, y menos en el ser humano. Guillermo Mosqueira nos dice al respecto:

¿Por qué no es conveniente utilizar leche de una especie para alimentar a un lactante de otra especie? El estudio de este problema pone de relieve que las características de crecimiento y, por lo tanto, los requerimientos nutricionales del lactante son diferentes en cada especie. En efecto, se ha encontrado una relación inversa entre el contenido de proteína de la leche de cada especie con el tiempo en que se duplica el peso de la cría.

Tabla: contenido de proteína en la leche de cinco especies diferentes, incluida la leche humana:

Origen	Contenido de proteína	Tiempo de duplicación del peso de la cría
Mujer	1.1 %	180 días
Vaca	3.3 %	60 días
Cabra	3.7 %	22 días
Oveja	5.15 %	37 días
Coneja	10.4 %	6 días

Fuente: *La salud y los alimentos*, Guillermo Mosqueira.

Como se observa, cuanto mayor sea la concentración de proteína de la leche de la especie, tanto menor será el tiempo requerido para que la cría duplique su peso. Por ejemplo, la leche de vaca contiene el triple de proteínas que la materna (y en general, el contenido de minerales también es superior). Así pues, ¡la leche de vaca es un alimento apropiado para satisfacer las necesidades de una cría (el becerro) que duplica su peso cuatro veces más rápido que un bebé! Y justamente por este motivo, la leche de vaca no es un sustituto apropiado para bebés.

Al consumir leche de vaca, en lugar de la materna, el niño crecerá más rápidamente quizás, pero lo hará a costa de una extenuación general, y por ende, de una mayor propensión a las enfermedades. A todas luces, lo más apropiado es que la madre amamante a su hijo y no recurra a la leche de vaca.

UN EJEMPLO MÁS

En África del Sur en el desierto de Kalahari existen grupos nómadas, son personas que viven en el desierto, allí no hay vegetación, ni agua y los mismos científicos dicen que son lugares inhóspitos (no son seguros para vivir y son incómodos), pero ellos viven allí. Cuando las mujeres dan a luz amamantan a sus bebés hasta los cinco años de edad (en la civilización el pediatra decide por cuánto tiempo, y puede variar de cuatro a seis meses).

Y, ¿si una mujer no tuviera leche, le darían fórmula?, imagínense si no hay farmacias. ¿Qué pasaría si uno de esos pediatras fuera para allá y les dijera a las madres por cuánto tiempo amamantar a sus bebés?, capaz que lo cocinan allí mismo y se lo meriendan por "ilustrado". Sólo comparen ese lugar con una ciudad, totalmente radical, ¿verdad?

¿Por qué amamantan por tanto tiempo a sus bebés?, existen dos razones: la primera es porque durante la lactancia contribuyen al control de la natalidad, ya que ésta, dura tres años y durante ese tiempo cesa la fertilidad; la segunda es porque los bebés no pueden comer lo que los demás comen, sino hasta los cinco años de edad cuando su dentadura está bien desarrollada.

Aquí es la naturaleza la que manda y ellos respetan sus leyes. Tampoco se habla de la descalcificación de los huesos, que a lo mejor nunca han escuchado ese término (aunque no toman leche de vaca, pues no la hay), ni mucho menos de esas enfermedades modernas, quistes o cáncer; la gente vive sana y ni siquiera conoce los dolores de barriga, los partos son naturales (no hay cesáreas), y no desarrollan las enfermedades que originan los productos derivados de animal.

Porque aunque comen carne cruda (eso es muy de vez en cuando), si es que llegan a cazar algún animalito, lo destazan, ponen a secar la carne al sol y luego la reparten entre todos, desconocen las enfermedades de la civilización.

Se dan cuenta, ¿por qué la leche de vaca no es para el ser humano? Ésa es una buena razón y no hay que buscarle tres pies al gato. No tenemos cuatro estómagos como los tiene la vaca, ni las enzimas que tiene el becerro para digerir la leche y, menos todavía, la capacidad de eliminación que tienen esos animales.
Tanta proteína en nuestro organismo nos hace daño, la leche produce mucho moco y éste es muy pegajoso, muy resistente y difícil de eliminar. Por esas características es muy fácil que se pegue en las paredes del intestino y, además, cuando el excremento se va juntando para su eliminación, va húmedo, pero por la fiebre interna y el exceso de calor en el vientre éste se reseca y es fácil que vaya dejando partículas de excremento a su paso las cuales se adhieren al colon debido a que el moco es muy pegajoso y resistente.

Con el intestino cubierto de ese moco, ¿ustedes creen que sea posible la nutrición? Yo lo dudo. La *caseína*, que constituye casi el 80% de la proteína de la leche, la están usando como complemento nutritivo, pegamento en carpintería, como base para pinturas, en la fabricación de papel y textiles; para hacer botones, dedales, mangos para paraguas; antes se usaba el marfil, ¿recuerdan?, como ya no hay marfil, le están dando ese uso a la caseína.

Imagínense, eso lo estamos comiendo sin necesidad, falta de información, ¿verdad?, porque el ser humano a los tres años de edad pierde dos enzimas que son las que le ayudan a digerir y descomponer la leche y se llaman *renina* y *lactasa* o *lactosa*, cuando las pierde, y es de forma natural, quiere decir que no las necesitará, ¡jamás!

Y una de las reacciones naturales en la infancia es la intolerancia a la leche de vaca, que produce problemas digestivos, diarrea y vómito, lo cual va en detrimento del niño. La solución es no consumir ese producto.

¿Cómo es posible que el ser humano, teniendo la capacidad de razonar, tome leche de otro animal, y peor todavía, cuando ya pasó la etapa de su lactancia? Aquí es donde podemos ver la gran diferencia que existe entre el *instinto* y la *razón*, ¿¡cómo es posible eso!?, ¿en dónde está la inteligencia?, ¿por qué un becerro no mama leche de otro animal? Esa inteligencia que tienen los animales se llama instinto, y ésa misma no les permite tomar leche de otra especie, porque, simple y sencillamente, no es de su especie, nada más por eso.

Entonces, si ese animal consume leche de otra especie, posiblemente se desarrollará muy lenta o tal vez muy rápidamente. No se sabe. Pero es bueno aclarar que hablo de animales en libertad y no en cautiverio; ya que éstos están educados y tienen las mismas costumbres alimenticias de sus amos y por lo mismo, desarrollan problemas de falta de salud como los seres humanos, entre los que está el cáncer, alteración de la tiroides y artritis de la misma forma que nosotros. Si ya cumplimos con el periodo de lactancia ¿por qué seguimos insistiendo en tomar leche todavía a los 40, 50 ó 90 años? Porque es una costumbre, una enseñanza que forma parte del paquete educativo y es muy difícil cambiarla.

En uno de sus libros el doctor Bidaurrázaga nos hace, muy atinadamente el siguiente comentario al respecto:

> El ser humano, por su alto grado de animalidad que tiene, es ingénitamente rutinario y para sacarlo de esa rutina es prácticamente imposible.

Entonces, ustedes están recibiendo información y ésta les servirá más adelante, porque si consumen productos de origen animal, por lo menos saben a lo que le están tirando y, conscientemente los consumirán o no, ya depende de cada quien. Antes no tenían información, ahora ya la tienen y, ¿qué es lo que van a hacer?, ¿van a echar a andar el sentido común? Tal vez, a lo mejor no.

Alguien comenta: "Yo vine aquí por la artritis que estoy padeciendo, empiezo el tratamiento y me voy sintiendo mejor, los dolores me han disminuido y, tal vez con el tiempo, desaparecerán. ¿Y estas deformaciones que tengo en los dedos de las manos?" Si eres constante con tu régimen alimenticio también irán mejorando.

"Y más adelante me preguntaré, ¿cuánto tiempo tardé para que se me quitara la artritis? Quién sabe, sé que tardé mucho; pero ahora que estoy sano, pues me voy a dar el gusto de comer un pedazo de carne o tomarme un vaso de leche. ¿Cómo reaccionará mi cuerpo?" En ese momento o quizás después, te mandará un aviso, pero él se preguntará: "¿por qué comes eso? Fíjate que hiciste mal y te mando este aviso-molestia para que tengas cuidado." "Si ya conozco mi cuerpo e identifico esa señal, lo que voy a hacer después es no volver a comer 'lo que ofendió a mi organismo' porque sé que si lo sigo comiendo volveré a enfermar nuevamente; siempre debo recordar cómo me curé dejando de comer aquello por un buen tiempo, y si lo vuelvo a comer, vuelvo a enfermar; y para volver a curarme tendré que dejarlo de comer." Esto se llama sentido común; es muy sencillo, ¿a poco no?

Por ejemplo, estamos comiendo y un niño ve que mordemos un chile verde, al niño le llama la atención el color, y como lo mordimos, él lo coge y también lo muerde, y aunque tal vez fue por curiosidad se enchila. La próxima vez que me vea comiendo chile, ¿ustedes creen que él hará lo mismo que yo? ¡claro que no! A esa reacción se le llama instinto, porque todavía no razona.

Si un perro va caminando por la calle y alguien sale de su casa en ese momento y le pega una patada, ¿la próxima vez pasará por allí? ¡claro que no señores! Se dará la vuelta porque ya sabe que allí le van a dar una patada. A esto también se le llama instinto. ¿Por qué nosotros sólo usamos la razón y casi nunca el instinto?

Tenemos que pensar, discernir, analizar y por tanto pensar se nos va el tren; debiéramos actuar por instinto. Los productos de origen animal lejos de producirnos bienestar nos están perjudicando.

En el tema del martes **(paso número 2)** hablé de células y de sangre. Decía que las células, para conservar la vida, necesitan nutrientes de calidad para reponer su desgaste, como también su energía para llevar a cabo su función y, que además, si lo que estamos comiendo lo aprovechamos tendremos sangre, de acuerdo a la calidad del alimento; pero si éste es chatarra, ¡imagínense!

Ahora, si es un producto de origen animal (mucha proteína) debemos saber que nuestro organismo, por la alimentación de estos productos, se halla de cierta manera impedido para reaccionar normalmente, y como defensa, pone en juego sus mecanismos metabólicos y transforma el exceso de proteínas en diversas sustancias ácidas, entre las que se encuentra el ácido úrico, para ser eliminadas al exterior. Ahora que si el organismo está muy saturado, se presenta un conflicto con los componentes permanentes que se precipitan en los tejidos, sobre todo cerca de los órganos de eliminación, y por lo mismo, no las podrá procesar, utilizar, asimilar y, mucho menos, eliminar; éstas se quedarán dentro de nosotros. Sólo imagínense el esfuerzo que necesita hacer el organismo para transformar las proteínas en ese veneno tan popular llamado ¡ácido úrico!

ÁCIDO ÚRICO

El ácido úrico se forma en el cuerpo como resultado del metabolismo de las proteínas, y las personas que padecen de artritis, es porque tienen exceso de ácido úrico acumulado en sus articulaciones. El problema es porque está en forma de cristales sólidos en las articulaciones. Si tengo elevado el ácido úrico en la sangre quiere decir que, lo que debo hacer es cambiar mi alimentación; si lo que estoy comiendo me lo produce y quiero curarme, nunca lo lograré mientras no deje de comerlo. Por ejemplo, la doctora Ann Wigmore nos da esta información referente al cáncer:

> El papel desempeñado por la nutrición, en casos de cáncer, se ha visto confirmado con las observaciones científicas que reconocen que la sangre, carece muchas veces de elementos minerales y orgánicos, como vitaminas y enzimas; es decir, de elementos nutritivos saludables para crear células vigorosas. *Los alimentos cocinados* saturan la sangre de residuos y sustancias extrañas y, como *medida de seguridad,* el organismo se apresura a segregar *células cancerosas* partiendo de esos elementos contaminantes de la sangre, con el fin de reducir sus impurezas.

Mientras mi organismo conserve la vitalidad suficiente, cambiando mi alimentación, siguiendo el régimen de limpieza orgánica para sacar de dentro las impurezas necesarias y todo lo más que pueda, podré tener la solución para el cáncer, la leucemia, la gripa, la diabetes, el colesterol alto y muchas otras enfermedades degenerativas. Por lo tanto lo que tengo que hacer es ¡exactamente lo mismo que estoy haciendo aquí en el Centro Naturista!

¿CUÁL ES LA SOLUCIÓN?

> Decía Hipócrates, el padre de la medicina: *La ciencia médica consiste en quitar lo que sobra y añadir lo que falta.*

Esto quiere decir, que hay que eliminar toda la toxicidad, de dentro hacia fuera, para que el organismo recupere su fuerza y energía vitales. Es una ley para la conservación de la vida.

Cuando ustedes ingresan a este Centro Naturista vienen con su problema; todos asisten al comedor donde se sirven alimentos naturales; cada uno escoge su fruta, pero todo es natural. Esto quiere decir, que todas las enfermedades, aunque no sean iguales y tengan diferente nombre, casi todas tienen el mismo principio y la misma solución. Es muy importante que se entienda muy bien esto, la solución es ¡alimenticia señores!, no debemos buscarle más.

Desde luego es bueno recordar que *La alimentación* es el pilar número uno, y el pilar númerodos es: *La desintoxicación*. Si falla alguno de los dos, sepan que se encuentran en problemas y deben buscar la solución inmediatamente.

DESCALCIFICACIÓN Y "OSTEOPOROSIS"

Mucha gente pregunta, "¿Qué recomiendan para tener calcio?, porque yo tengo descalcificación." Pues fíjense que los científicos descubrieron, hace más de 100 años que la descalcificación de los huesos en los seres humanos, es originada por el consumo de la leche de vaca, lógico, ¿verdad?, porque la leche en sí no nos afecta, pero es necesario consumirla para tener descalcificación. Desde luego que no es el único factor, hay otros más como el fumar, la cafeína, los refrescos, el alcohol, la sal, el azúcar, no hacer ejercicio, la falta de luz solar y, por último, no podían faltar los tantas veces mencionados y poco recomendados productos de origen animal.

Entonces, en la actualidad están estudiando qué es lo que produce la osteoporosis, que es exactamente lo mismo. Todos sabemos que los dietistas, los nutriólogos y hasta los médicos recomiendan tomar tres vasos de leche al día para evitar la descalcificación; pero acabamos de ver que la leche es uno de los productos que la causa. Los productos de origen animal producen mucha acidez en la sangre y el cuerpo debe utilizar sus propios minerales para contrarrestarla (entre éstos también está el calcio), pero si, además, no consumimos alimentos naturales no le proporcionaremos el calcio necesario; sin embargo, lo estamos perdiendo para controlar la acidez. ¿Se dan cuenta?, ¡qué ironías de la vida! ¡Ah!, pero tomas los suplementos y medicamentos que te recomienda tu médico.

¿Ustedes conocen alguna vaca que tenga problema de osteoporosis o descalcificación?, que yo sepa no hay ninguna, ¿qué raro, verdad?; además de irónico, ellas no toman leche de vaca, porque una vez destetadas, jamás en su vida adulta vuelven a tomar ¡leche de vaca! ¿Por qué ellas que no toman tres vasos de leche al día no están descalcificadas? Y, ¿por qué nosotros, que sí los tomamos, estamos descalcificados? ¿Será porque ya estamos destetados desde hace mucho tiempo?

Y no solamente es la descalcificación, son diferentes y muy variadas las manifestaciones que producen, tan sólo los lácteos. En algunos quesos existe una proteína que es la que produce el desarrollo de la glándula tiroides y el bocio; que causa la migraña, el asma, la tuberculosis, la bronquitis, las fiebres, los dolores de rodillas, la sinusitis, las diarreas y dolores de oído.

Por ejemplo, las investigaciones sobre el problema de la "Osteoporosis", se hacen a nivel mundial y sorprende el hecho de que la mayor frecuencia de osteoporosis se da en países donde los productos lácteos y los suplementos de calcio se consumen en mayores cantidades (Estados Unidos, Suecia, Finlandia y el Reino Unido). La osteoporosis se da con menor frecuencia donde se consumen menos productos lácteos (países asiáticos y africanos). Donde el consumo de proteínas es más elevado, la osteoporosis es más frecuente.

Se ha realizado una serie de estudios entre mujeres bantú de África, las cuales consumen menos de la mitad de proteínas que toman los norteamericanos, y su estilo de vida exige grandes cantidades de calcio (pueden amamantar hasta a diez hijos durante su vida). La osteoporosis es desconocida entre ellas.

A los tres o cuatro años de edad perdemos las enzimas (renina y lactasa) que nos ayudaban a digerir la leche materna, más no la de vaca. Como ya no la podemos digerir, los químicos fabricaron unas pastillas que ayudan a su digestión, y en Estados Unidos se consumen 20 millones de pastillas por hora (este dato es de 1984) y son para que los humanos puedan digerir la leche de vaca; además, se consumen más productos lácteos que en cualquier otra parte del mundo, nada menos que 38 mil millones de kilos al año, esto quiere decir, más de 150 kilos por cada hombre, mujer y niño del país.

Los esquimales toman una de las dietas más altas con contenido proteico del mundo. A veces consumen hasta 400 gramos al día. ¡Ellos también sufren uno de los índices más elevados de osteoporosis del mundo!

El exceso de calcio en el cuerpo tiene algunas consecuencias graves. Se ha demostrado, claramente, que cuando se pierde el calcio de los huesos, no se elimina así nada más del cuerpo, sino que la sangre recoge ese calcio y lo deposita en los tejidos blandos, los vasos sanguíneos, la piel, los ojos, las articulaciones y los órganos internos. El calcio se combina con las grasas y el colesterol en los vasos sanguíneos para causar el endurecimiento de las arterias. El calcio que acaba en la piel produce arrugas. En las articulaciones cristaliza y forma unos depósitos artríticos muy dolorosos. En los ojos se forman las cataratas y en los riñones forman depósitos duros conocidos como cálculos renales. Así que no piense que tomar una dosis extra de calcio es una precaución. ¡No lo es y produce enfermedades!

Yo me pregunto, ¿por qué no vemos lo que es evidente?, ¿por qué le tenemos miedo a la nueva información? Éstas dos son muy buenas preguntas, a ver quién las contesta. Acuérdense que ya no vamos a ser objetos. ¡Señores, hay que tomar nuestras propias decisiones!, pero, ¿cómo nos vamos a dar cuenta de esta realidad? Hay una forma y es muy sencilla, nosotros les enseñamos y ustedes aprenden, es otra ideología concerniente a las enfermedades.

Cómo nos afecta lo que hacemos, lo que pensamos y lo que comemos; están cambiando su filosofía de vida; están escuchando una teoría nueva todos los días, y para convencerse la están respaldando con la práctica diaria; la mente es la que debemos modificar; primero, quitando esos pensamientos nocivos y más que nada el miedo, porque para aceptar una realidad hay que practicarla. Aquí les estamos enseñando la ciencia de la salud, que es: *El conocimiento cierto y verdadero de las cosas por sus causas.*

Lo que comentaba en el tema del lunes era que "mi mamá siempre me hacía la misma pregunta, '¿en qué crees?', y siempre le contestaba que en la Naturaleza. 'Yo no sé por qué saliste tan hereje si eso nunca te lo enseñé', yo le explicaba, 'Si le doy algo a mi cuerpo-naturaleza diferente a lo que me produce salud, me va a dar una respuesta, si no en ese momento al día siguiente o después; pero no tengo que esperar hasta morir; ¡es inmediatamente!, ya sea que me cause un malestar o cuando vaya al baño veré que me estreñí, pero no falla. En cambio, si le doy algo positivo, ¡pues hombre! la respuesta es bienestar. Vean la gran ventaja que es conocer la ciencia de la salud en la práctica; tienen que entenderlo, practicarlo y realizarlo. Si no lo entienden ni lo asimilan será muy difícil que ustedes lo puedan hacer fuera de aquí porque todo mundo lo hace diferente a como nosotros lo estamos haciendo y como es diferente somos raros, y al ser raros pues no nos aceptan.

No faltarán los comentarios y las risitas y, no se diga, la crítica: ¡mira lo que está haciendo!, ése no come carne, ¡está loco! Por ejemplo, ¿qué pasa cuando vemos alguna persona con alguna deficiencia? Los comentarios nunca faltan: ¡pobrecito!, ¿Por qué estará así?, ¿quién sabe cómo le vaya?, ¿qué hará? ¡Pues lo mismo que todo mundo y no pasa nada!! Cada quien es como es y punto.

Pero aquí se trata que seamos profesionales, y ustedes espero, se hagan bien profesionales. No sé si han visto un artista muy popular que se llama Juan Gabriel, ¿sí lo conocen? Yo pienso que sí, ¿verdad? Pues dicen que ese tipo es raro. En lo personal me gusta como canta, su voz, su sentimiento y la forma de interpretar sus canciones, es todo un espectáculo; pero siempre que voy a verlo empiezo a escuchar a mi alrededor los comentarios: ese peinado no le queda; fíjate que viene muy cachetón; bueno es por lo gordito; ya no se cuida como antes; y así se le ven las orejas más grandes; y esto y lo otro. ¡Oye!, si van a disfrutar de un espectáculo, ¿por qué no lo hacen? Con el tiempo he comprendido que la gente lo hace como parte del espectáculo, porque ¿saben? es raro no escucharlos. Yo voy, disfruto y punto, a eso voy.

Entonces, saliendo del Centro Naturista dense cuenta que en cuanto ustedes lleguen a la civilización, porque aquí estamos en un pueblo o un rancho, y empiecen a presumir que son naturistas, les van a decir:

"¡Ah! ¿sí?, y qué cosa hacen los naturistas?"

"Pues ya no comen carne, ni fuman, ni toman."

¡Ah!, ¿ya no?, pues córtate, porque desde este momento has dejado de pertenecer a este tan exclusivo grupo. Antes te juntabas con nosotros, acuérdate, porque eras un buen amigo: tomabas, fumabas y comías igual que nosotros, ahora ¿a qué vienes? Lo mejor es que agarres tu onda de naturista por otro lado y no aquí con nosotros; o si no, ésta sería otra forma de respetar lo que estás haciendo, ¿verdad?, pues haz lo que tú quieras.

Y una más sería:

"¡No hombre!, no seas tonto; eso no te va a dejar nada bueno; acuérdate de fulanito que es vegetariano y ve qué cara de enfermo tiene y qué aspecto; te vas a poner igual que él porque necesitas las proteínas de la carne, esto y lo otro."

Y verán que es más fácil que ellos los convenzan, porque ustedes no están plenamente convencidos de lo que están haciendo y ellos desean que vuelvan a lo de antes porque los aprecian y los quieren demasiado para dejarlos ser diferentes a los demás. En algunas ocasiones, las cosas se presentan de esta forma; para ser aceptados en la sociedad hay que hacer lo mismo que todos y no ser diferentes.

¡Señores, lo que necesitan hacer aquí es volverse profesionales, que la gente opine y diga lo que quiera!, ¡eso no debe importarles; y si no, que les valga, como dicen hoy en la actualidad!, ¿verdad?, ultimamente, la boca la tienen para hablar. Pónganse en el lugar de Juan Gabriel, desde luego no para cantar sino para actuar ante los demás. ¿Creen ustedes que él haría caso a ese tipo de comentarios?, ¡claro que no, por eso es profesional!, ¿qué va a suceder cuando sus amigos y familiares, si no comulgan con esto, que es lo más probable, se enteren que ustedes ya no comen nada de lo que comían antes, ¡imagínense!

Volviendo a la proteína: ¿realmente la necesitamos? Desde luego que sí, pero no directamente de la carne, sino de los alimentos vivos; como las frutas, verduras, vegetales, germinados y semillas naturales; las nueces, almendras, pistaches y demás. ¿No vamos a volver a comer carne nunca más? Eso ya depende de ustedes, porque cada uno tomará sus propias decisiones y sabrá cuándo, cómo y en qué cantidad lo hará. Si saben que la proteína animal (carne, leche, huevo, pollo y pescado) les hace daño, por lo menos, ya tienen esa información, cosa que anteriormente no sabían y de esta forma tomarán las precauciones necesarias para el caso y, además, sabrán entender el aviso de su naturaleza, si es que lo hay.

Buscando el equilibrio

Quizá con el tiempo se animen a comer algún derivado de animal, tal vez sí o tal vez no; pero a lo mejor dejan pasar algunos meses sin comerla, eso es lo que yo les recomendaría, por lo menos, hasta que logren llegar a su objetivo; recuerden que vinieron aquí por una razón, no se rajen, ya verán que con el tiempo ustedes mismos decidirán si comen o no.

Va a llegar un momento en el cual ustedes se adapten a su nueva realidad; quizá llegado el momento y sin romper el equilibrio entiendan ese juego, que es de adaptación,y empiecen a meter poquito de esto y poquito de lo otro, pero la respuesta se las va a dar su cuerpo, no el Centro Naturista, ¡su cuerpo! No se asusten, sólo sepan que él está reaccionando.

Si no pierden de vista el porcentaje de 80 y 20% verán qué sencillo es llevársela bien sin alterar su funcionamiento orgánico.

Para ayudarles, tenemos cuatro recetarios que son: *La cocina de Lezaeta, Vegetariano 30 menús, 30 Menús vegetarianos y 8 con pescado* y, por último, *30 nuevos Menús vegetarianos y 8 con pollo.* Éstos tienen la ventaja de que todas las recetas son diferentes, bien combinadas y, además, probadas por nosotros para que no tener problemas digestivos.

No olviden, entonces, que los productos de origen animal son nocivos para la salud; a diferencia de los alimentos vivos que aportarán energía; les ayudarán también a purificar su sangre para que sus células sean de calidad; se sentirán optimistas, llenos de entusiasmo, con ganas de trabajar y hacer lo que antes les daba flojera hacer; harán ejercicio porque, ahora sí, ya tendrán energía.

¡Hombre, qué gran diferencia de aquello que me estaba quitando la energía!, ya que lo que comía era difícil de digerir, estaba mal combinado y por eso la perdía; permanecía mucho tiempo en mi aparato digestivo; yo la necesitaba para trabajar, para pensar, para dormir y para cualquier otra actividad, pero estaba allí en mi "pancita". Era lógico que yo requería de un estimulante durante el día para funcionar mejor.

O sea, que "si se me apagaba la vela" debía tomar o comer algo que me animara, ya fuera fumándome un cigarro, tomando una bebida con alcohol, un café, un refresco de cola, una hamburguesa, un "perro caliente" y tantas cosas que producen estímulo, hasta las mismas vitaminas, sólo porque necesitaba un estimulante, algo que me quitara esa pesadez para poder trabajar, porque estaba muy baja mi energía.

Entonces, si no tenemos energía, ¿qué es lo que debemos hacer?, ¿utilizar estimulantes?, ¿tomar algunas vitaminas?, ¡para nada! Necesitamos comer alimentos vivos para que nuestro organismo se limpie a sí mismo y pueda utilizar los elementos nutritivos que le proporcionamos con nuestros alimentos diarios y bien digeridos para que funcionemos bien sin necesidad de estimulantes.

Ésa es una de las principales razones por las que reaccionamos siempre con más enfermedad. Mucha gente dice: "¡Oiga!, pues yo vine a curarme, me dolían mis rodillas ahora aparte de mis rodillas ya me duelen los hombros, me duelen los riñones, me duele la cabeza no puedo hacer del baño, me está haciendo daño el régimen. ¡No señores!, si no están acostumbrados a hacer una alimentación de esta naturaleza, lo que están haciendo con su organismo es ayudarle para que funcione mejor. Imaginen, por un momento, que su estómago trabajaba hacia un sentido, pero no era el correcto, desde luego que al principio lo hacía bien, pero con la comida "chatarra" y procesada empezó a trabajar hacia el otro sentido; ahora con el alimento vivo y natural volverá a trabajar como al principio, de esta forma se normalizará su funcionamiento.

RECUPERAR LA ENERGÍA

O sea que, como ejemplo, vamos a salir del estado de enfermedad degenerativa (lo vimos en el tema del martes), a la subcrónica, a la crónica, a la subaguda, a la aguda y, por último, llegaremos a la salud. Esto quiere decir que las enfermedades son regresivas. Entonces si nos sentimos mal o más mal de lo que estábamos, ¡hombre, nos debería de dar gusto porque nuestro cuerpo está reaccionando bien y hay oportunidad de que, nuevamente, nos recuperemos!; más claro todavía es, que volvamos a tener salud.

Pero esto depende de la constancia con que yo haga el régimen alimenticio, y no, precisamente, de prácticas. Pero si fuera necesario, por el estado de salud que guarda mi organismo, hacer las prácticas, ¡pues ni modo!, pero si no, por lo menos la alimentación no me debe fallar.

Entonces, ¿necesito la proteína animal, sí o no? No, no la necesitamos. Pero sí la proteína de origen natural. Fíjense nada más, cuando ustedes se internaron aquí por primera vez en el Centro Naturista, ¿cómo vinieron y cómo llegaron? Alguien les dijo: "mira, vete al Grullo, allí te van a curar, aquellos fregados ¡son buenísimos!, sólo ve y compruébalo por ti mismo".

¿Qué hicieron?

"¡Oye!, aunque sea dame el teléfono para hablar; o dime cómo llego, o qué onda."

"¡Pues investiga!"

Si no hay la información, ¿qué deben hacer?

Por ejemplo, nos vamos a la Central Camionera del Sur en la Ciudad de México; esos camiones van a Acapulco. Nos acercamos a una taquilla y pedimos un boleto para El Grullo. Nos van a decir, "¿qué es eso, cómo se come, dónde hay?, pues no, aquí no tenemos."

Nos mandarán a otra terminal, y así vamos a andar hasta que lleguemos a la Central Camionera de los 100 metros; nos vamos a la primer taquilla que veamos y pediremos un boleto para El Grullo, y nos dirán:

"Será el Jorullo."

"¡No señor!, El Grullo."

"Pues, aquí no hay más que para el Jorullo. Mira, ¡toma y vete! (allá en Michoacán hay un volcán que se llama Jorullo).

Total, llegamos allá y preguntamos:

"¿Dónde está el Centro Naturista?"

"Aquí no hay ningún Centro Naturista, pues, ¿qué les dijeron?"

"... que tienen uno aquí".

"Aquí no hay ninguno."

Total, preguntando y preguntando, tal vez lo encontremos.

Señores, eso es lo que hemos hecho toda la vida: dan palos de ciego todo el tiempo, buscando cómo tener energía, cómo sentirnos bien, cómo no subir de peso, cómo evitar los excesos y nada. No sabemos cómo ¡porque no tenemos información!; si carecemos de ella, pues no podremos llegar a El Grullo; y si tampoco hay información no podremos llegar a tener ese estado de salud tan deseado, ¡así de fácil!

LA INFORMACIÓN

Y ahora que tienen la información, ¿qué van a hacer?, ¡porque ahora va a ser, mucho más fácil, llegar a ese estado de salud que tanto han buscado!; pero eso será si quieren, porque las tentaciones y las costumbres están latentes en su cabecita y el subconsciente no los dejará en paz; cuando nos sentemos a comer una ensalada bien rica nos mandará el mensaje: "Aquí le hace falta un pedazo de chorizo (esto es negativo)". Estamos piensa que piensa en algo que no debemos hacer y si venimosa buscar salud no debemos pensar en eso porque, emocionalmente nos va a afectar dañando la digestión y perjudicando los sentidos. Entonces, no tiene caso pensar en nada negativo, y menos cuando estén comiendo, mejor piensen en algo positivo y que les ayude a estar siempre bien. Comiendo alimentos naturales diariamente, hemos visto que el organismo funciona mejor con la proteína natural. Como ejemplo veamos el análisis que hace el doctor Harvey Diamond:

Hablemos del 100% de la proteína en nuestro cuerpo, ¿cómo la utiliza? El 70% la recicla constantemente, el 23% la elimina y el 7% permanece fijo. Ahora díganme, si se trata de reponer la que pierde, ¿cuánta tendría que reponer?, ¿cuál sería la cantidad adecuada?,¡claro que la que está eliminando!, y son 23 gramos. Si este resultado lo multiplicamos por 30 días de un mes, el resultado será 690 gramos de proteína, que debemos consumir en un mes. Si tomamos en cuenta los 50 gramos diarios, tendríamos que consumir 1,500 gramos de proteína en el mes, cosa que no es recomendable.

Pero, ¿qué sucede cuando nos sentamos a comer y nos sirven un filete de 750 gramos? (24 gramos de proteína por 100 gramos de carne), pues nos estamos comiendo la proteína de una semana; pero, ¿sólo lo hacemos una vez al mes? ¡No señores!, la proteína animal la comemos en la mañana, a medio día y en la noche, ¡pero hay quienes lo hacen entre comidas!, o sea, que siempre estamos consumiendo la proteína.

Tabla: cantidad de proteína que se consume en un día común y corriente sin incluir "botanitas" entre comidas.

Alimento	Cantidad: 100 gramos	Proteína
Desayuno	Café con leche	5.20 g.
	Pan dulce (9.10 g.)	
	y pan blanco (13.10 g.)	22.20 g.
Comida	Sopa de pasta enriquecida	
	con huevo	12.90 g.
	Sopa de arroz	7.40 g.
	Filete de carne	24.00 g.
	Plato de frijoles (bayo gordo)	22.70 g.
	Tortillas	4.60 g.
Cena	Café con leche	5.20 g.
	Pan dulce (9.10 g.)	
	y pan blanco (13.10 g.)	22.20 g.
Total	**Proteínas consumidas en un día**	**113.3 g.**

Tomado de: *Tablas de Valor Nutritivo de los alimentos de mayor consumo en México,* Editorial Pax México, 1996.

Lo vemos en este cuadro y realmente queda muy claro cuál es el problema. Es mucha proteína consumida en cualquier día de la semana, sin contar sábado ni domingo, que son días de descanso, los cuales son especiales porque es cuando más se come, no lo de la semana sino algo "especial". Además, no se agregan las "botanitas" o "colaciones" para antes de comer que regularmente son galletas con queso, rollitos de jamón, chicharrón, cacahuates, o algo más y, desde luego, acompañados de su bebida preferida; siempre es algo que tiene mucha proteína, ¿qué tal?

Como podemos ver, estamos rebasando el límite del consumo de proteína y las recomendaciones que según la OMS debemos consumir diariamente; entonces, el problema no es la falta ¡sino el exceso de proteína!, que se transforma en ácido úrico y circula en la sangre. Esto, desde luego, como es un veneno altera su buen funcionamiento y se producen síntomas; existen muchísimos nombres de enfermedades y, con cualquiera de ellas, se pueden relacionar.

Su origen casi siempre es el mismo, y es principalmente el aparato digestivo; esto sucede nada más que por lo que estamos comiendo: exceso de grasa animal, harinas, granos y todos los productos procesados. Y, ¿cómo saber si esto es cierto o no?, sólo hay una forma de comprobarlo, y es con la práctica. Ustedes lo están viviendo con este régimen y las terapias que están haciendo dan resultados ¿funciona o no funciona? Ahora cuentan con dos opciones: lo que ya sabían y lo que están aprendiendo aquí. La pregunta es: ¿qué van a hacer?, a cada quien le toca decidir.

Hace tiempo se conoció el caso de un capitán del ejército, que era una persona muy capacitada para el paracaidismo, además de ser el mejor en su tiempo. En cierta ocasión, formó un grupo con 30 jóvenes aspirantes interesados en conocer los secretos de esta práctica, todos pertenecían al ejército, eran además, aspirantes a pilotos de aviación.

Tenía que prepararlos en esta tarea, por demás difícil, y enseñarles todo lo relacionado a ello para que conocieran todos sus secretos. Pues resulta que se esmeró como nunca, y después de seis meses de teoría, llegó a la conclusión de que no había más que enseñar a estos muchachos y así se los hizo saber.

Les dijo: jóvenes hasta aquí todo ha ido muy bien, pero basta de teoría, porque no sé más; vamos a ver el resultado de estas enseñanzas, pero ahora en la práctica, el siguiente paso será subir al avión. Se dirigieron a un avión exclusivamente para ese fin y lo abordaron; se elevaron y empezó aquella experiencia ya tan deseada por sus alumnos.

El avión empezó a planear allá arriba, dando vueltas y como todo buen instructor, dio las últimas, y no menos importantes instrucciones y recomendaciones a sus alumnos para el tan esperado lanzamiento.

Mientras se colocaban los paracaídas, seguían las recomendaciones: cuando se encienda este foquito será la señal, se abrirá la puerta para que empiecen a saltar; pero recuerden que en cuanto se lancen al vacío, empiecen a contar, y a los 10 segundos jalen el cordoncito, para que su paracaídas se abra y no tengan ningún percance. Se fueron lanzando, uno a uno y por allá en el fondo del avión se escuchó la voz de uno de ellos, que decía: capitán, y ¿qué pasa si yo no le quiero jalar el cordoncito a mi paracaídas? Pues, mira muchacho, estás en tu pleno derecho y tú decides si le jalas o no, ése es tu problema, yo ya te enseñé y te expliqué muy bien, como a todos; además, desde aquí arriba no puedo hacer nada por ti, pero sí te quiero pedir algo: si nos volvemos a ver, me platicas cómo te fue.

Eso es precisamente lo que nosotros hacemos aquí: les estamos dando teoría y práctica; y si ustedes quieren tener salud ya saben lo que tienen que hacer con su paracaídas, y si no, pues también. Habrá quien diga que no le funcionó, porque no hizo bien las cosas como se le enseñaron aquí en el Centro Naturista; es a tu naturaleza a la que estás agrediendo con lo que estás comiendo, y es lógico que tu naturaleza se rebele.

Y, ¿cómo se rebela?, con las manifestaciones de falta de salud; ¿qué debo hacer para que no me falle y funcione al parejo conmigo?, pues darle lo que necesita para que esté en armonía contigo y se sienta a gusto. Es como el motor del automóvil: si le pones petróleo al tanque de la gasolina y no trabaja con petróleo, pues no va a funcionar; pero si le pones gasolina, ¡funcionará!

Si mi organismo está, fisiológicamente adaptado para consumir alimentos vivos, naturales y procesados, semillas, granos y germinados trabaja bien, pero si yo le doy carne, leche, huevo y todo lo que sea posible, pero además procesado, pues mi cuerpo se ha adaptado a ese tipo de comida, pero no quiere decir que sea lo mejor para mí; sí me ha hecho funcionar, porque mi organismo es una maravilla de la naturaleza y, por lo mismo, ha funcionado pero no como yo quisiera.

Algunos animalitos de laboratorio mueren con una inyección de toxinas. ¡Imagínense!, nosotros produciéndolas y acumulándolas todo el tiempo y no hemos muerto; vean qué maravilloso es nuestro organismo; sucede igual con el poder de la mente, y digo esto, porque estábamos convencidos de que eso era lo que debíamos comer y no por otra cosa es que estamos vivos.

Entonces, si ahora cambiamos nuestros hábitos alimenticios, a nivel aparato digestivo, lo que yo estoy comiendo se va a transformar en sangre y ésta tiene que nutrir a mis células, a cada una de ellas, y si tienen alimento de calidad, pues tendrán la oportunidad hasta de vivir más tiempo, ¡y bien!; y como estoy formado por millones de éstas, imagínense, ¡qué rico!, ¿no lo creen?

Disfrutar de la vida, de la existencia, de una forma tan natural, tan simple, tan sencilla y sin complicaciones que hasta las mujeres, las amas de casa, saldrán beneficiadas, ya que se ahorrarán mucho trabajo, ¡en verdad!, que hasta por eso vale la pena hacerlo. Fíjense si no, con una hora que se metan a la cocina van a preparar de comer, casi inmediatamente y no como antes, que todavía no terminaban de desayunar cuando ya estaban pensando en qué hacer de comer, se van a librar de esa esclavitud, ¿conviene o no?

Otra ventaja más para la mujer, cuando llega a embarazarse, llevando este régimen alimenticio, va a tener un embarazo increíble y padrísimo, un parto sin dolores, sin molestias y su hijo será un producto sano con sangre de calidad, ¡qué más quieren!

Ahora pregunto: ¿quién lo va a hacer?. El que se decida a jalar a tiempo el cordoncito, ¿verdad?, pero eso ya será su responsabilidad. Como dije en el tema del lunes **(paso número 1),** es una cuestión personal, como persona responsable de mí mismo; si quiero hacerlo lo hago y si no, es mi problema y de nadie más.

Sepan que tenemos a nuestro alcance todos los elementos de vida, los estamos conociendo; antes quizá supimos de ellos pero no los usábamos por no saber de sus bondades; teníamos prejuicios y, además, no sabíamos cómo usarlos ni para qué servían; ahora ya los conocemos y sabemos para qué sirven. Si los usamos correctamente nos pueden ayudar a recuperar la salud; hay que usarlos con constancia, con conciencia y siempre con la misma finalidad. También si se trata de corregir o cambiar nuestros hábitos alimenticios, ¡pues hay que hacerlo!, si el resultado me va a beneficiar dándome salud, bien vale la pena el esfuerzo. Tengan presente que todo lo que cuesta trabajo vale la pena; sobre todo con aquello que habíamos aprendido en el pasado, tenemos que cambiar esas enseñanzas ya que estamos iniciando algo diferente.

Todo esto es un proceso que nos llevó, primero, al aprendizaje equivocado, aunque no nos guste, pero es una realidad, y ahora hay que desaprender pero, afortunadamente, tenemos como respaldo la práctica y los resultados casi inmediatos. Échenle ganas, verán que con el tiempo regresarán, tal vez ya no a tratamiento sino a descansar solamente. Con paciencia y sin prisa, se va aprendiendo. Unas veces habrá que gastar a fuerza y dudando si será o no correcto, pero las siguientes ya sin dudarlo. Hay quienes aprenden, o les cae el veinte a la primera, a otros les cuesta, como dicen por acá en El Grullo, "más mucho".

Pero, ¡qué bueno que sigan llegando, pero no una, sino más oportunidades cada vez!, y en alguna de ésas logren convencerse, porque eso es todo lo que necesitan, así que aprovechen ésta y empiecen a disfrutar de la vida que nos da el bienestar por efecto de la salud.

Y no olviden que:

Al consumir las frutas como alimento están introduciendo en su organismo elementos de un valor incalculable que, con un mínimo esfuerzo de su aparato digestivo, se convierten fácilmente en materia viva y orgánica.

Así que, no se les olvide, alimentos de origen animal, entre menos los consuman mejor.

Disfruten de su día al máximo y tengan salud.

Ciclos biológicos naturales: intestinos, riñones, pulmones y piel

(Jueves: cuarta plática)

Buenos días señores, ¿cómo durmieron esta noche, o si no, por lo menos descansaron bien?, qué bueno. En este momento están dando las 10 de la mañana y voy a dar principio al tema de este día que es: *Ciclos biológicos naturales* de nuestro organismo **(paso número 4).** Tocaré inclusive, un poco lo relacionado con *los intestinos, los riñones, los pulmones* y *la piel* como órganos de desintoxicación; además, de las terapias de limpieza que aquí se practican. A estos ciclos también se les llaman **Circadianos**. Pero, vamos a ver ¿qué nos dice el diccionario de *Encarta* de estos ciclos?:

Ciclos circadianos

Circadiano: perteneciente o relativo a un periodo de aproximadamente 24 horas. Se aplica especialmente a ciertos fenómenos biológicos que ocurren rítmicamente alrededor de la misma hora, como la sucesión de la vigilia y el sueño.

En condiciones normales el *reloj interno* del organismo (su *ritmo circadiano*) está sincronizado cada día con el ciclo luz y oscuridad, que corresponde al día solar. Otros factores como la comida, la bebida, el trabajo, el ejercicio, los despertadores o el ruido del tráfico desempeñan también un papel en la sincronización del reloj interno. Cuando el organismo es transportado en poco tiempo a un huso horario diferente, todas estas pistas están fuera de sincronización con el ritmo natural del organismo, lo que lleva a la aparición de ciertos síntomas.

El ciclo de luz y oscuridad controla el ritmo circadiano a través de la glándula pineal. Cuando la luz entra por los ojos, alcanza la retina y se envía una señal hasta el hipotálamo. Esta vía funciona independientemente de la visión y en el feto comienza a funcionar a partir del séptimo mes de gestación.

El hipotálamo manda una señal a la glándula pineal, conocida también como "el tercer ojo", a pesar de que se localiza dentro del cerebro. Ésta segrega melatonina, regulada por las señales que recibe desde el hipotálamo cuando es de noche, provocando sueño y cansancio; sin embargo, cuando hay luz, la secreción de melatonina está inhibida y el organismo se encuentra más despierto.

HORARIOS

¿Recuerdan que mencioné algo en el **paso número 2**?, vimos que el cuerpo, y nuestro organismo en sí , tienen que cumplir con tres funciones muy importantes y éstas son:

Tiempo de apropiación: de las doce (12:00) del día, a las ocho (8:00) de la noche, es el mejor momento para *comer y digerir los alimentos.*

Tiempo de asimilación: de las ocho (8:00) de la noche, a las cuatro (4:00) de la mañana, es el mejor momento para que nuestro organismo *tome los nutrientes de los alimentos.*

Tiempo de eliminación: de las cuatro (4:00) de la mañana, a las doce (12:00) del día, el organismo *elimina y expulsa* lo que ya no necesita, así sean vitaminas, minerales, proteínas o productos de calidad.

Estos ciclos los descubrió un científico sueco de nombre Are Waerland y determinó el horario de cada uno de ellos a base de estudios y observaciones en los seres humanos, principalmente sobre las funciones de limpieza, a base de análisis de sangre y otros procedimientos y, de esta forma, estableció que cada ciclo requiere o necesita, de ocho horas aproximadamente, para su buen funcionamiento. Por esta razón dio en llamarles ciclos circadianos.

CICLO O PROCESO DE APROPIACIÓN

Trataré un ciclo a la vez empezando por el de *Apropiación*. Antes de empezar con éste, debemos saber que el ciclo de eliminación ya ha terminado; una vez que se desembarazó de los sobrantes del cuerpo ya está listo para recibir nuevamente alimentos y así poderlos procesar. En párrafos anteriores vimos el horario; ahora bien, en este ciclo nuestro cuerpo recibe alimento, lo digiere y se desocupa el estómago; el aparato digestivo está descansando.

Dense cuenta de una cosa muy importante, que tal vez no aprecien en este momento, o quizá sientan síntomas físicos nada más, pero una persona que regularmente lleva este tipo de régimen alimenticio, en la mañana, cuando desayuna solamente consume fruta y después de una o dos horas siente un vacío en el estómago; éste es un aviso o síntoma de nuestro cuerpo que nos indica que lo que comimos fue muy fácil de digerir, no requirió de mucho tiempo, no gastó mucha energía y, por consiguiente, no necesitó de tiempo extraordinario para dicha digestión.

Además, tiene oportunidad de descansar, algo que no hacía desde mucho tiempo atrás; cuando el aparato digestivo no trabaja y el estómago descansa, ¿saben qué pasa con la energía que se libera de la digestión?, pues la ocupa el organismo para otra función y, en este caso, hacia ¿dónde la canaliza y qué funciones desempeña?

A medio día, más o menos a las dos de la tarde hacemos la comida fuerte y a las ocho de la noche cenamos; estas dos comidas que hacemos en el día, están dentro del ciclo de apropiación, que es de las 12:00 p.m., de medio día a las 8:00 p.m., de la noche; se recomienda que ésta última sea ligera.

Hay por ahí un dicho que dice: *Desayuna como príncipe, come como rey y cena como mendigo.* Este refrán nos enseña que la comida de la mañana no es tan importante como se dice actualmente, que la de medio día sí lo es y la de la noche, entre menos comamos mejor. Ahora nos vamos a dar cuenta, de acuerdo con las explicaciones y con la práctica que estamos viviendo, cómo nuestro aparato digestivo tiene tiempo para descansar.

¿Recuerdan que en el tema del miércoles vimos el tiempo de digestión de los alimentos?, pero por si no vamos a verlo en este momento:

Comiendo fruta de una sola especie y sin revolver, la digestión tarda de 30 minutos a una hora aproximadamente; la ensalada cruda, la sopa y el guisado de vegetales bien combinados tardan, más o menos, dos horas; los productos de origen animal que consumíamos anteriormente, son muy difíciles de digerir. Por ejemplo, si comemos un producto lácteo, unos huevos o un desayuno con chilaquiles acompañados de un huevo; esos productos juntos nos van a tardar en el aparato digestivo ¡30 horas!, aproximadamente (un día, más seis horas del siguiente) para su digestión, sobre todo por la mala combinación, ya que estamos mezclando dos productos que no son compatibles entre sí: uno de origen animal, los huevos y otro "natural" que es la tortilla, ¡harina y proteína juntos!

Pero, ¿qué sucede cuando comemos carne y cuánto tarda su digestión?, ¡ni se lo imaginan!, ¿verdad?, bueno pues se habla de 60 a 70 horas, más o menos; y ¿a cuántos días corresponde ese tiempo?, ¡nada más que a casi tres días!! Químicamente el álcali y los ácidos no son compatibles entre sí, ya que uno anula al otro; la proteína necesita jugos gástricos ácidos y las tortillas, que son de harina, álcalis.

Ahora bien, si estamos viendo que estas dos sustancias no son compatibles entre sí, ¿qué creen que suceda en nuestro estómago si todos los días estamos comiendo de esta forma, no una sino tres y hay quienes hasta cinco veces todos los días? Dicen que ingerimos alrededor de tres kilos de comida diarios, que sumándolos en el año vienen siendo un poco más de ¡1000 kilos, o sea, más de una tonelada de comida al año!, para nuestro estomaguito. Ésa es una de las razones por las que nunca sentimos nuestro aparato digestivo y nuestro estómago vacío, como lo estamos sintiendo ahora que estamos comiendo sobriamente. Esto, desde luego, nos lleva a la conclusión de que si estamos haciendo ese tipo de comidas todos los días nuestro organismo y nuestro aparato digestivo, no tienen oportunidad de cumplir con sus funciones normalmente, éstas son muy importantes; con la que sí está súper bien es con el ciclo de apropiación, que es el de comer y digerir, ¿verdad?, pero ¿qué pasa con el ciclo de asimilar y el de eliminar?

Si no está cumpliendo bien, ¿qué está pasando con nuestra vida, nuestro bienestar, nuestras funciones orgánicas, con nuestra eliminación, nuestra limpieza interna, la reparación y curación de nuestro cuerpo? Simple y sencillamente, nos estamos enfermando con todo lo que nuestro cuerpo está acumulando y guardando, cada vez más impurezas que no puede eliminar por falta de tiempo y energía, pues siempre está tratando de digerir lo que comemos.

Ésta es una de las razones de la enfermedad, el hecho de consumir productos derivados de animal por la dificultad que representa su digestión, pero además hay otras razones que veremos más adelante.

Ya vimos que comiendo sólo fruta ésta tarda de 40 minutos a una hora como máximo, pero cuando solamente se come de una sola fruta en la mañana, casi hay la garantía de que en 30 minutos se desocupa el estómago, ¡fíjense!, la digestión es rápida y podríamos hablar de que el estómago es un puente para que la comida pase al intestino, porque la digestión es básicamente intestinal.

Acabamos de ver que en el proceso de apropiación hacemos dos comidas, la principal de medio día y la cena en la noche. Si, por ejemplo, una persona que trabaja durante el día tiene oportunidad de salir a comer a medio día y cuenta con una hora, pero ve que no es suficiente el tiempo como para ir a comer a su casa, sentarse tranquilamente y luego regresar a trabajar, lo que puede hacer es un cambio; comer a medio día la fruta de la noche, sin prisas y bien digerida, con el tiempo que dispone es más que suficiente, y llegando a casa comer la comida de medio día.

Cuando vuelva a su hogar estará tranquilo, no regresará a trabajar y podrá comer, pausadamente, a las 8:00 de la noche, la comida de medio día. O sea, que dentro de ese horario puede cambiar sin que se altere el orden. Pero lo que sí, es muy importante, es que siempre debe respetar su horario (disciplina), eso que ni qué.

En Ciudad Juárez vive una señora que estuvo en tratamiento aquí en el Centro Naturista Daniel Arreola, y se internó sólo para dejar de fumar. Ella estaba pasadita de peso, pero por su estatura no se le notaba tanto, mas su intención era dejar de fumar, no bajar de peso, como las dos compañeras que venían con ella.

Sepan que desde que ingresó inmediatamente dejó de fumar, porque a eso venía.

Las compañeras no estaban de acuerdo con el exceso de peso que traían y, cada que pasaban por donde estaba la báscula, se subían para ver cuánto habían bajado, ella nada más se reía y les comentaba: ¡qué obsesión! Permanecieron 15 días y las compañeras bajaron siete kilos cada una, ella sólo bajó cinco; eso no le importó, pues desde que ingresó no volvió a fumar y estaba muy contenta.

Un día que fui a dar consultas a Ciudad Juárez, le llamé por teléfono para avisarle que iba para allá, le pregunté cómo estaba y me dijo,

"Si me ves no me vas a conocer."

¿Por qué no?

"Porque ya bajé mucho de peso. Llevo 16 kilos menos, aparte de los que bajé allá."

Le pregunté,

¿Pues qué estás haciendo?"

"No me lo vas a creer, pero *sólo estoy respetando mis ciclos naturales.*"

¿Esto quiere decir que estás comiendo a tus horas?

Me dijo que sí, que

"A mediodía sólo comía ensalada y verduras crudas", y en su casa lo demás, "pero después de las ocho de la noche ya no como nada."

"¡Qué bien!, ¡te felicito!, pero mejor allá nos vemos para platicar contigo."

Cuando la vi, ¡qué sorpresa!, ¡no lo podía imaginar!, una mujer totalmente diferente.

Empezamos a platicar y me contó que se dedicaba a hacer cortinas, persianas y todo lo relacionado a eso.

"¿Qué crees?, hice un trato con mis trabajadoras, y les dije: 'Yo compro las verduras y ustedes las preparan para que comamos todas aquí en la oficina, ¿qué les parece?, lógico que todas aceptaron. Sólo una recomendación, la comida será a las dos de la tarde sin ningún pretexto y si no se puede a esa hora, ya no comemos."

Como la vieron cuando regresó del Centro Naturista todas aceptaron.

"Después de un tiempo mis empleadas empezaron a notar los beneficios y ahora quieren que las veas para orientarlas mejor." Sorprendentemente todas habían bajado de peso (todas eran gorditas) y ella bajó 16 kilos en tres meses. Corrigiendo la alimentación, los ciclos vuelven a funcionar normalmente. La persona se nutre y digiere, asimila y elimina. Dense cuenta, ¡qué maravilloso es nuestro organismo!, ¿no lo creen?

CICLO O PROCESO DE ASIMILACIÓN

Bueno, pasemos de este ciclo, que es el de apropiación, al siguiente que es el de *Asimilación*. Éste empieza automáticamente, o sea, que nosotros no le tenemos que dar ninguna orden ni recordarle que es el momento de que empiece. No recuerdo si en el tema del lunes o el martes mencioné, o les dije algo sobre los cinco centros del cuerpo, que son *Centro intelectual, Centro motriz, Centro emocional, Centro instintivo* y *Centro sexual.* No se confundan y piensen en los *Chacras* que son siete.

> Una de las claves para el mantenimiento de nuestro cuerpo está respaldada en esta maravillosa ley, la fórmula que consiste en saber utilizar, inteligentemente y con equilibrio, los tres cerebros del hombre: *intelectual, emocional* y *motor;* sobre lo que pensamos, sentimos y vivimos.
>
> Dentro de los tres cerebros llevamos esos determinados capitales de valores vitales; ahorrar ese capital o energía vital significa alargar nuestra vida, malgastar dicho capital es signo de debilitamiento y muerte prematura, por el desgaste acelerado de tales valores vitales.

Todos los seres humanos estamos dotados de ciertos valores vitales y, en el caso que nos ocupa, veremos cómo funciona el *centro instintivo;* por ejemplo, cuando termina una función en nuestro organismo, automáticamente entra la siguiente, o sea, que tenemos un sistema nervioso autónomo y no tenemos por qué preocuparnos para dar órdenes y se ponga a trabajar, él sabe cuándo, cómo y por qué; esto lo podemos ver cuando nosotros comemos; el estómago empieza a trabajar automáticamente y, en este caso, cuando termina la digestión, también descansa el estómago. En cuanto esto sucede entra el *tiempo de asimilar* automáticamente.

Aquí en el Centro Naturista cenamos a las ocho de la noche y nos acostamos a las nueve. Vamos pensando que hasta las 9:30 se desocupe el estómago (comimos sólo fruta), ¿qué cosa es lo que vamos a hacer a la hora de acostarnos?, dentro de las prácticas ayudamos a refrescar nuestro aparato digestivo; en el tema del miércoles, hablábamos de putrefacción en el aparato digestivo, de los problemas generados por el exceso de calor en el vientre, entonces, por medio de las aplicaciones del barro, en este caso la cataplasma de lodo en el vientre y los riñones, refrescamos, descongestionamos y refrigeramos esas áreas para que, de esta manera, las sustancias nutritivas de los alimentos se conserven en buen estado, no se corrompan y, cuando nuestro organismo empiece el *proceso de asimilación,* tome dichos elementos y éstos sean de la mejor calidad y no estén descompuestos, por el exceso de calor.

Hay una acción, muy importante, que nosotros debemos llevar a cabo en ese momento y es la de acostarnos a descansar. No sé si ustedes han observado al reino animal; por ejemplo, los pájaros, las gallinas, los pollos se acuestan temprano a descansar y hasta por ahí se escucha decir: "¡Compadre, estás como las gallinas, te acuestas muy temprano a descansar!"; pero, en realidad, acostarse temprano es uno de los mejores hábitos, y la mejor hora para hacerlo es antes de las doce de la noche, ya que es cuando el cuerpo recupera energías sólo hasta esa hora, después sólo es descanso físico. Recuerden que estamos mejorando y cambiando hábitos y, éste también, es uno de ellos: saber que entre más temprano nos acostemos a dormir será mejor.

Cuando nos acostamos a dormir necesitamos tener oscuridad, procurando que no haya ningún tipo de luz en la habitación, que la televisión esté apagada (lo vimos al principio de este tema: *reloj biológico*). Ésta es una ley natural, que no la hicimos ni la inventamos nosotros, ¿verdad?, y quiere decir que, en cuando el sol se pone, nosotros debiéramos acostarnos a descansar, aunque no nos durmiéramos, porque al terminarse la luz debemos terminar con las actividades y al terminarse la actividad, automáticamente, entra el descanso.

Estando acostados en nuestra habitación, nos ponen la cataplasma de barro y nos quedamos con la luz encendida leyendo, rezando, platicando, viendo la televisión o, cualquier cosa. Lo que estamos haciendo inconscientemente, es interrumpir, porque no lo sabemos; no dejamos que nuestro organismo cumpla con la asimilación de los nutrientes, función que es vitalísima, ¡fíjense nada más, por pura ignorancia!; entonces es muy importante que aunque sin tener sueño nos acostemos, apaguemos la luz y cerremos los ojos; nos relajemos y pensemos en descansar.

Apagando la luz el organismo empieza a funcionar e inicia el *ciclo de asimilación*, para que tome y utilice, las propiedades nutritivas de los alimentos.

Cerca de las cuatro de la mañana, mientras nosotros seguimos descansando, nuestro organismo ya tomó todo lo que necesitaba; por ejemplo, de los alimentos del desayuno o la comida, pero no los de la noche, llega un momento en el cual están satisfechas sus necesidades. Lo que sigue, a continuación, es el *proceso de eliminación,* o sea, que debe deshacerse de todos los sobrantes. Empieza a canalizar todo lo que ya no va a utilizar, hacia cuatro órganos y un sistema de drenaje que son: *los riñones, los intestinos, los pulmones, la piel* y *la linfa;* éstos son muy importantes, necesarios y vitales para el mantenimiento y limpieza del organismo.

Por ejemplo, a la piel, que es el órgano más grande del cuerpo, no se le da la importancia que merece; la tenemos tan descuidada que, a la mayoría de las personas, cuando se les hace el diagnóstico, lo primero que se ve en el iris de sus ojos, después de ver el área del aparato digestivo, que es el motor, vemos que la piel no está trabajando normalmente, o sea, que no cumple con la función de órgano de limpieza, ya que se le considera como tercer riñón y tercer pulmón. Una de las costumbres que tenemos es que, cuando nace un bebé, se le regala ropa: desde gorros, guantes, chambritas, camisetas, calcetines y hasta cobijas; y ¿saben qué función hace todo esto?, pues es aislar a la criatura de su medio ambiente.

El órgano piel, tan importante y vital como es, no está en contacto con la naturaleza, y así es como lo privamos de esa función tan importante ya que la piel tiene necesidad del aire como el pez la tiene del agua (nuestro elemento es el aire), y no está en contacto con él, estamos impidiendo que funcione dicho órgano; como riñón tiene una función importantísima, lo mismo que como pulmón; dense cuenta que al no trabajar la piel nuestros riñones se congestionan por falta de eliminación.

En los *riñones* es donde se forma la orina; sirven de filtros y a través de ellos pasa el agua y los desechos de la sangre para eliminarlos en forma de orina. También son importantes para mantener el equilibrio ácido base y la presión arterial.

La *piel* es el órgano más extenso del organismo, cuya función principal es la de proteger y aislar al resto de los órganos del exterior; es de extraordinaria importancia en la composición y formación de la sangre, es su principal generador, y los científicos señalan que el origen de los grandes vasos sanguíneos está en las más finas ramificaciones.

La gran mayoría se encuentra en la superficie de nuestro cuerpo, es decir, en la piel. Con sus numerosos nervios y ramificaciones nos conecta con el mundo exterior. La piel es capaz de abarcar el 30% de la totalidad de la sangre, y casi es posible hablar de ella como de otro corazón.

La *respiración* es la función más conocida de la piel. Hay que imaginarnos un proceso químico donde se lleva constantemente el intercambio entre ácido carbónico y oxígeno. Si comparamos la respiración de la piel con la pulmonar, es insignificante; sin embargo, se produce la muerte cuando aislamos la piel totalmente del aire.

UN CASO QUE SUCEDIÓ EN EUROPA HACE MUCHOS AÑOS.

Estaban próximas las celebraciones de Semana Santa, en la que iban a representar la Pasión de Cristo. Para esto ya tenían al candidato que asumiría el papel de Jesús, pero días antes del evento enfermó y no fue posible su actuación. Recurrieron a otra persona y tuvieron que improvisar; lo pusieron a ayunar hasta dos días antes del acontecimiento pero aun así, no daba la apariencia. Al ver esto optaron por maquillarlo. Resulta que empezaron por la cara, pero el resto del cuerpo no correspondía a la cara y lo fueron maquillando hasta cubrir todo su cuerpo. Pasó un poco más de una hora y el individuo falleció.

No daban crédito a lo que estaba pasando, el primer actor enfermó y el segundo murió. Se preguntaban, ¿qué había sucedido, y por qué murió el segundo actor? La razón fue muy sencilla para nosotros, pero no para todos. Al maquillar todo el cuerpo de esta persona, taparon sus poros con el maquillaje y, su piel, ya no pudo respirar, perdió el contacto con el aire, se aisló totalmente y se asfixió. Ésa fue la causa. Tengan mucho cuidado, porque la piel juega un papel muy importante en la salud. *Tercer riñón y tercer pulmón.*

Las prácticas de hidroterapia que utilizamos aquí (baño de vapor y agua fría) son muy necesarias, ya que utilizando éstas, ayudamos a nuestro organismo para que funcione mejor, auxiliado por la piel. Recuerden que íbamos a ver, como punto número uno, la *Alimentación*, después los *Hábitos*, la *Desintoxicación* y finalmente, la *Terapia* o *Tratamiento*. Veamos un poco de lo que nos cuenta Rafael Lezaeta, sobre uno de los próceres de la hidroterapia: Sebastián Kneipp.

Desde los seis años se le notó que era una criatura muy observadora. Jugando rompió un cepillo y después de examinar sus partes lo armó y lo unió con raicillas que buscó en el bosque. Tuvo una infancia sin halagos, ya que ni siquiera pudo instruirse debidamente, porque para librarse de la miseria, ya a los once años, tuvo que cumplir con jornadas completas de trabajo, y tejer como mínimo, seis metros de tela en el día. No disfrutó ni siquiera de aquellos momentos que para otros niños son siempre de felicidad. Cuando hizo su primera comunión, por ejemplo, esperaba pasar un día de gozo, pero al presentarse ante sus compañeros, vistiendo el traje que su mamá le había hecho con los restos del vestido de bodas, y luciendo un sombrero que su padre había utilizado en la milicia, fue objeto de burla por parte de sus compañeros.

Siendo su porvenir incierto, se le despertó la idea de ingresar al seminario. Al principio fue un sueño y luego una obsesión que le daba fuerzas para enfrentarse a las adversidades. Necesitaba hacer largos estudios y disponer de dinero suficiente para pagarlos. Primero acudió con el sacerdote de la iglesia para que le enseñara latín y así prepararse para entrar al seminario, pero éste no quiso. Lo mismo sucedió con otros curas de la localidad. A los 18 años ya había recurrido a muchas personas sin resultado alguno.

Se puso a trabajar arduamente para producir más metros de tela con la esperanza de juntar suficiente dinero, y comprar su ajuar de estudiante.

Quiso partir el día de su cumpleaños y fue a despedirse de su telar, cuando de repente, vio una columna de humo que rápidamente se convirtió en llamas, que amenazaban acabar con todo. Subió rápidamente a su recámara, para rescatar del armario el pequeño tesoro que guardaba, pero no fue posible y sólo optó por salvar su vida.

Sus padres quedaron sin hogar y en la ruina, sin tener qué comer y dónde vivir. Se vuelve a echar el compromiso moral de ayudarlos y sacarlos adelante. Pasa el tiempo y, cerca de los 21 años, abandona el hogar y se dirige a la ciudad más cercana a conseguir trabajo, busca en las iglesias sin lograr que le hicieran caso. Tuvo que volver a la casa paterna. Después de varios intentos logró, por fin, que un joven sacerdote lo escuchara y, conmovido con su relato, le ayudó. Rápidamente aprendió latín, en dos años ya estaba listo para ingresar al instituto y lo presentan al rector; ahora sucede que ya rebasó la edad para poder ingresar al seminario. Sólo imaginen el esfuerzo de este joven para, en tan sólo en cuatro años, que lograra ingresar a la facultad de filosofía.

Las condiciones del cuarto húmedo y estrecho donde él vivía, más el ambiente, minaron al robusto tejedor y terminó enfermo. Reconoció que cinco años de privaciones y esfuerzos quebrantaron su salud.

Era un tipo que pesaba más de 120 kilos, pero en esas condiciones se convirtió en tísico. Realizó sus estudios, pero no lo podían ordenar por su enfermedad; se desesperaba mucho porque los fines de semana, sus compañeros de estudio salían a hacer excursiones y caminaban mucho, él no podía acompañarlos porque se ahogaba con el esfuerzo, no podía respirar; las excursiones que él hacía eran a la biblioteca

Un día llegó a la biblioteca y ya no sabia qué leer. Le prestaron un catálogo y allí encontró un libro que hablaba, precisamente, de la hidroterapia, era de un tal Segismundo Hahn de 1754. Hablaba de las maravillas de la ciencia de la hidroterapia. Lo empieza a leer y dice: "ésta es mi salvación".

En aquel entonces, en Alemania, estaban las temperaturas entre los 15 y 20° C bajo cero. Salía del seminario a escondidas y llegando al río Danubio tenía que romper la capa de hielo que se formaba para poderse meter al agua fría. Entonces, empezó a hacer sus aplicaciones y abluciones de agua fría y logró curarse. El ocultó, lógicamente, la terapia pues lo hubieran tildado de loco, pero lo que no podía ocultar eran los resultados de salud. A los 31 años de edad lo ordenan sacerdote. Empieza a ayudar, principalmente, a uno de sus condiscípulos. Este joven lo conmovió tanto porque ya tenía 12 años estudiando y quería ser sacerdote, vivía de la limosna y el médico le negaba el certificado para la ordenación.

El se comprometió a curarlo y, desde luego, utilizaría el mismo método que él usó. Por las noches salían de su cuarto por la ventana y se dirigían a un depósito de agua fría, le daba las abluciones y regresaban a su cuarto.

El seminarista logró curarse, se ordenó y se difundió el secreto, entonces se supo la verdad. Los médicos de la aldea y de los alrededores se

enteraron de las extraordinarias curas que estaba realizando y lo empezaron a atacar acusándolo de curandero. Lo citaron en la prefectura donde
fue reprendido por un funcionario que le dijo:

"Vos no sois sino un arruinador de la profesión del médico", a lo que él
contestó serenamente: "Si curo es por medios naturales y a enfermos des-
ahuciados por sus médicos y con esta actuación, no comprendo cómo ni
por qué, echo a perder la profesión". Y el testimonio de una ilustre dama
vino a confirmar su acierto al expresar: "El abate Kneipp me ha curado
cuando todos los médicos me habían abandonado". Con estos anteceden-
tes fue absuelto.

Esto es lógico y comprensible; además sucede en todas partes que, en
cuanto alguien empieza a ser diferente o distinguirse por algo se le
empieza a señalar. Así sucedió hasta que llegaron los comentarios
hasta el obispo.

Resulta que había una señora que estaba ya en los últimos momentos de
su vida, y como sacerdote, tenía que auxiliarla en esos momentos, darle la
absolución y la comunión, pero él vio que la mujer podía sanar, y en vez
de administrarle los sacramentos, le ayudó a curarse con el agua fría. La
mujer reaccionó en unos días y se levantó sana.

Los médicos, que idearon ponerle esa trampa, se fueron a quejar con el
obispo y éste lo mandó llamar. Ya frente a él, Sebastián se da cuenta que
el obispo también está enfermo y lo cura, su recomendación fue que practi-
cara las dos cosas, el sacerdocio y la hidroterapia, y decidiera por lo que
más le conviniera, total que fue un gran hombre ese tipo.

Estos episodios en la vida de Kneipp, nos recuerdan el caso de aquel
rey, que habiendo sido desahuciado por sus médicos y curado por uno de
sus súbditos más humildes, dio con ánimo de justicia a la Universidad
de su reino, la siguiente orden: "Otorgad a este hombre título de médico,
porque cura."

Las prácticas de hidroterapia no son exclusivas de nosotros, éstas siempre han existido, tanto en la naturaleza animal como en la humana.

Muchas madres poseen trucos de lucha y un valor y espíritu de sacrificio
apenas comprensible. Esto puede aplicarse, incluso, a un animal de aspecto tan tranquilo e inofensivo como una morsa, como veremos en el siguiente ejemplo que nos narra el explorador polar Alwin Pedersen:

Aquel oso polar debía estar muy hambriento o ser muy inexperto. En
aquella parte del mar de Bering, entre Alaska y Siberia, donde el hielo se
rompe en grandes bloques que flotan por el mar, el plantígrado se deslizó
cauteloso hasta aproximarse a una cría de morsa que parecía hallarse sola
al borde de una masa de hielo flotante. En el momento en que la apresó,
la cría gritó con fuerza y, en cuestión de segundos, se lanzaron fuera del

agua unos veinte colosos, cada uno de un peso cercano a la tonelada y media, que se precipitaron sobre el oso.

Éste, para escapar, se lanzó al agua, pero, precisamente allí, era todavía mayor la superioridad de las morsas que con sus tremendos colmillos de marfil, que pueden llegar a medir 75 centímetros, lo cosieron a "puñaladas" por todas partes. Mientras tanto, la madre cogió a la morsita agredida, que estaba malherida, y *se metió con ella en el agua.*

Allí comenzó un intento de salvar la vida de la criatura como jamás antes se había observado en el reino animal, salvo entre los delfines.

Lo primero que hizo la madre fue colocar a la cría herida de espaldas, de manera que la cabeza sobresaliera del agua y pudiera respirar. Lo mismo se hizo con uno de los grandes machos que atacaron al oso y que también había resultado herido, aunque en este caso la cosa no resultó tan sencilla y requirió la ayuda de otras cuatro morsas que actuaron como "camilleros" para llevarse al herido. Se montaron puestos de guardia en torno del "hospital". Los encargados de mantener a flote a los heridos se fueron turnando durante varios días hasta que éstos estuvieron en condiciones de nadar por sí mismos.

Entre este tipo de morsas, el comportamiento típico de salvación de las crías continuó desarrollándose hasta transformarse en un sistema de ayuda mutua entre adultos, caso poco corriente en el reino animal. Lo que se pudo observar en este caso de actuación libre de todo egoísmo, de renuncia a las propias ventajas individuales en bien de la comunidad, tiene su origen, exclusivamente, en la capacidad de entrega y sacrificio de los padres a favor de sus hijos. *El instinto* y comportamiento maternal es el núcleo de toda conducta social más elevada.

Párrafos más adelante veremos el comportamiento de los animales ante la enfermedad.

Se sabe que en Africa Oriental existe un lago en el que llegan todo tipo de animales heridos o enfermos y cómo ante esta situación se respetan desde los grandes depredadores hasta los animales menos agresivos. Se ve llegar leones, cebras, antílopes que van a tratarse y no son atacados. Todos practican la hidroterapia (sistema Kneipp), meten las patas al agua, utilizan el barro y se retiran a descansar así hasta que se curan y se alejan sanos. La hidroterapia no es nada nuevo, siempre ha existido.

CICLO O PROCESO DE ELIMINACIÓN

Estamos viendo que el ciclo de asimilación terminó a las cuatro de la mañana; el tratamiento lo empezamos una hora después, o sea a las cinco; esto quiere decir que el ciclo de eliminación entró automáticamente una hora antes mientras seguíamos dormidos. Mientras más intoxicado se encuentra el organismo, más incómodo se siente uno, y son varios los síntomas relacionados con el esfuerzo de los órganos de eliminación por deshacerse del exceso de toxinas. Los síntomas más frecuentes son varios y entre ellos está la mente confusa, indecisión, cansancio, falta de entusiasmo, mal humor, ansiedad y depresión.

Pero, además de los síntomas anteriores son frecuentes la nariz tapada y necesidad de sonarse; boca seca, lengua sucia, mal aliento, dentadura sucia como si acabara de comer, articulaciones adoloridas y a veces hasta mareos.

Esto es muy frecuente porque los órganos de limpieza ya están bien cargados y listos para eliminar todo lo que no usó nuestro organismo sin importar que dentro de esos desechos vayan elementos de vida como pudieran ser vitaminas, minerales y proteínas. Por medio de las prácticas estimulamos a nuestro organismo para que se desintoxique, y poco a poco va restableciéndose la normalidad del mismo ya que entre menos sucio esté funcionará mejor.

Desgraciadamente el público desconoce todo lo relacionado con la hidroterapia y lo que estamos aplicando aquí en el Centro Naturista son precisamente esas terapias así llamadas; el agua fría es el elemento principal para que funcione adecuadamente nuestro organismo.

¿Por qué necesitamos usar el agua fría?, porque si tenemos fiebre interna y mucho calor, lo que debemos hacer es repartir ese calor a todo el cuerpo y el agua fría es el elemento apropiado. Precisamente por carecer de buena circulación sanguínea la gente tiene frío. La sangre se acumula en ciertas áreas por estar demasiada pesada al tener que arrastrar tanta toxicidad; hay mucho calor en el aparato digestivo y poco en el resto del cuerpo.

Vamos a ver, a continuación, las terapias y los efectos de éstas. Veremos, además, cada una de ellas y las reacciones que produce su aplicación.

ORTIGA

Como decía el padre Tadeo:

> Todos conocen esta humilde hierba que crece abundante en todas partes, pero no todos saben hasta dónde llega su virtud curativa.

La picazón de esta planta es producida por un jugo cáustico encerrado en los pelitos de sus hojas, se recomienda para personas de piel anémica como los ancianos y personas incapacitadas para hacer ejercicio. Es una ramita que se usa para golpear suavemente todo el cuerpo y sirve para estimular la circulación de la sangre, pero, principalmente, ayuda a eliminar mucha acidez de la sangre. En el tema del miércoles vimos que todos tenemos problemas por lo que siempre hemos comido, alimentos cocinados y procesados, y por eso tenemos tanta acidez en nuestra sangre; de esta manera, la ortiga es un medio natural que nos ayuda a combatirla. Al ortigar la piel, ésta se irrita produciendo una fiebre curativa, los poros se abren, y al abrirse, es por donde se eliminan mucha toxina.

FROTACIÓN DE AGUA FRÍA

Esta práctica consiste en mojar, rápidamente, todo el cuerpo con una toalla de algodón, de las que se usa para secarse las manos, doblada en tres mitades (para ir cambiando la cara que ya se usó y no volverla a usar); ésta se aplica por el frente del pie derecho hasta el hombro, y se hace lo mismo del lado izquierdo. Sigue el pie derecho por la parte de adentro, la entrepierna y hasta el pecho, lo mismo para el lado izquierdo. Le sigue la parte "lateral" desde el pie derecho pasando por debajo y encima del brazo hasta el cuello. Lo mismo para el lado izquierdo. Y, por último, se desdobla la toalla y se pasa por la espalda, desde arriba y hasta los talones, se pone en el suelo y la pisa, se acuesta a reposar hasta recuperar el calor y seque su cuerpo, o se viste inmediatamente.

Con esta práctica se consigue recoger todo lo que el cuerpo eliminó durante el descanso de la noche, pero además, se estimula la circulación de la sangre. El cuerpo está caliente después de ortigarlo y se produce la reacción con el frío del agua. Es una reacción nerviosa por parte de la piel, y la defensa es calentar el cuerpo. Debe cubrirse, ya sea que vuelva a la cama y se arrope, o bien, se vista inmediatamente y empiece sus actividades.

De esta manera se va restableciendo el buen funcionamiento de la piel, ya que se está acostumbrando al frío para que no le afecte la temperatura ambiente. Mucha gente utiliza la chamarra o el abrigo sin necesidad, sólo porque ve que está algo nublado, y aquí lo más importante es darle tiempo y oportunidad al órgano piel y al cuerpo para que reaccionen solos. No debe quedar con frío, de lo contrario no serviría la práctica. Y al respecto decía Vicente Priessnitz: "Las enfermedades se curan mejor por fuera que por dentro".

Cuando se emplea agua fría, no es el frío el que cura, sino al contrario, el calor producido por el efecto del agua fría; el agente curativo es la misma naturaleza. El mecanismo de la curación se efectúa "eliminando" los residuos y "asimilando" nuevos elementos por medio del calor, o sea activando el cambio orgánico. El agua fría cura:

1º. Porque despierta la actividad funcional del organismo;

2°. Porque mediante la reacción saca a la piel la congestión de las entrañas y la fiebre interna;

3°. Porque favorece la expulsión de las impurezas de la sangre, especialmente por los poros de la piel.

Baño de vapor o "lavado de la sangre" Lezaeta

El lavado de la sangre consiste en una serie de reacciones nerviosas y circulatorias, provocadas por abluciones de agua fría sobre la piel calentada por el vapor. Con este baño conseguimos purificar y normalizar la circulación de la sangre ya que hace las veces de tercer riñón. Además, nos ayuda a calentar el cuerpo, como si estuviéramos haciendo ejercicio y el calentamiento debe ser parejito desde los pies hasta el pecho; no debe permanecer en el vapor hasta sudar; en cuanto esté calientito salga inmediatamente y aplíquese el agua fría de la misma forma que la frotación. Es el agua fría, y no el calor, la que actúa. Éste sólo sirve para favorecer la reacción rápida y puede obtenerse, además, con sol o con ortigaduras de la piel.

Una recomendación para este baño: no meter la cabeza al gabinete de vapor para no inhalar lo que el cuerpo está eliminando, las toxinas se vaporizan y volatilizan. Si una persona mete la cabeza o está en un baño público donde el vapor no tiene forma de salir del cuarto, está inhalando sus propias toxinas. No tiene sentido hacerlo así, la desintoxicación es de dentro hacia fuera; cuando alguien inhala ese vapor encerrado se está intoxicando con sus mismas toxinas, si es que está solo.

Tampoco es conveniente usar jabón o champú cuando se dé baño de vapor, haga ejercicio o se ortigue el cuerpo. Se recomienda esperar por lo menos una hora para bañarse de forma normal, o sea el baño de higiene, de esta manera le damos tiempo a nuestro cuerpo para que se recupere y cierren los poros de la piel.

Todo baño caliente de agua o de vapor, es debilitante, y a la larga perjudicial porque, como sabemos, tiene reacción fría en la piel y, por lo tanto, favorece la fiebre interna del vientre. En cambio con el *Lavado de la sangre* y las abluciones de agua fría se provoca una actividad nerviosa, que es fortificante y no debilita.

Al terminar el baño de vapor séquese la cabeza y la cara, sacúdase el exceso de agua del cuerpo y vístase mojado. Si llega a sentir frío arrópese, acuéstese y relájese, pero no debe pasar frío; en cuanto recupere el calor deje todo aquello, porque su piel debe estar en contacto con el aire y así dejaría que trabaje por ella misma.

Una de las muchas observaciones que han hecho los científicos, con relación al maravilloso funcionamiento de la piel, y además es muy importante, es que:

El sudor activo, es el que se produce cuando hacemos ejercicio o trabajamos físicamente, es más tóxico que e. sudor pasivo. El sudor pasivo, es el que logramos con el baño de vapor, el baño de sol, el paquete o cuando estamos acostados a pleno sol. Nuestra piel trabaja como tercer riñón, y de esa forma, está expulsando a través de sus poros.

En cambio, con el ejercicio se provoca la reacción por el trabajo intenso y remueve muchas más toxinas expulsándolas de dentro hacia fuera.

CAMINATA EN EL PASTO O PISO FRÍO

Esta práctica conviene realizarla cuando el cuerpo está calientito y no cuando se tenga frío, ya que produciría una reacción contraria. Es una ayuda para descongestionar principalmente la parte superior del cuerpo, la cabeza, la cara y el pecho. Es muy recomendable para las personas que sufren con frecuencia dolores de cabeza, congestión nasal y sinusitis; zumbido y dolor de oídos o que se les revientan; cuando está muy alterado su sistema nervioso y tiene pensamientos nocivos; que frecuentemente les duele la garganta, les da gripa o catarro; congestión del pecho por problemas respiratorios como asma, bronquitis y tuberculosis; ya que al pisar el pasto o piso frío se descongestiona la parte afectada del cuerpo y produce reacción curativa; por ejemplo, despega mucho moco acumulado en el pecho y estimula su eliminación por medio de flemas.

A los niños les sería de mucho provecho caminar descalzos por las mañanas, es una práctica que les evitaría muchos problemas en el futuro; lo mismo si les enseñaran algunas de las terapias de agua fría, como las frotaciones y baños de asiento; esto no les haría ningún daño y, sí en cambio, sería una de las mejores enseñanzas; los niños serían felices ¡bañándose con agua fría! Quitarles ese gusto y crearles un prejuicio, como que no va. Es lo mismo para nosotros, podremos darnos el gusto de bañarnos con agua caliente, ¿por que no?, pero tener presente que el agua natural es fría todo el tiempo.

A uno de mis nietos, el famoso Gibrán, cuando tenía tres años, no le gustaba bañarse en la regadera porque su mamá le ponía agua tibia y a él le gustaba fría. Lo que yo hacía con él, era enseñarle a ver la naturaleza; cómo es la luna y que la distinguiera de las estrellas; hay mucha gente que no ve esos cielos padrísimamente estrellados y, mucho menos, ve las estrellas fugaces, que son un espectáculo que nos ofrece la naturaleza y, saben qué, son gratis, no cuesta nada, aparte de voltear para arriba y dirigir la vista al infinito. Muchas veces me he preguntado, ¿por qué no nos enseñaron esto desde pequeños? De esta forma mi nieto se interesará y aprenderá jugando.

En las noches, antes de acostarlo a dormir, lo sacaba al patio en mis brazos para bañarlo y le decía: "Vamos a comernos una estrella, escoge la tuya" (esto le daba mucha risa porque tenía que brincar y estirar su bracito), y usaba su imaginación para cogerla; aprendió a comer estrellas. Lo fui preparando para que se bañara con agua fría y ya le gusta, en las noches el agua está más fresca y, después de comerse su estrella le preguntaba si quería bañarse conmigo, y me decía: "Sí, sí abuelo", lo desnudaba y nos metíamos a una alberca de fibra de vidrio para bañarnos. Le enseñé y aprendió a darse sus abluciones de agua fría.

De esta forma tan sencilla sus hijos pueden aprender a observar, querer y utilizar los medios que la naturaleza nos ofrece, todo es cosa de enseñarles y cuando lo aprendan, solitos se darán sus frotaciones de agua fría, caminarán en el pasto frío, pero más que nada, se irán conociendo a sí mismos, sabrán de sus necesidades y cómo auxiliarse con la naturaleza en caso que lo necesiten.

Parece mentira, pero es una forma tan sencilla de evitarles muchas enfermedades, principalmente las gripas y problemas respiratorios; congestiones nasales, flemas, dolores de cabeza, de oídos y hasta resfriados. Desde luego que es necesario quitar la causa que es un producto de origen animal: la leche de vaca y todos sus derivados incluidas las leches en polvo. Cuando logren esto, pues ¡hombre, ya están del otro lado! Estos productos son, principalmente, los causantes de tanta mucosidad en nuestro organismo.

Una de las reacciones más comunes al caminar descalzos en el pasto frío, es que, si una persona tiene problemas respiratorios, esto le ayudará a despegar el moco y pueda eliminarlo fácilmente, de otra forma, esa mucosidad permanecerá adherida y nunca se despegará. Es muy importante recuperar el calor de los pies después de la caminata, que no debe durar más de cinco minutos.

Puede acostarse y envolverse muy bien sus pies, relajarse y esperar que el calor regrese a los mismos.

Si estuviera muy frío el ambiente, o si hubiera escarcha o hielo en el pasto puede recurrir a una bolsa con agua caliente para calentarlos, pero nunca se quede con sus pies fríos. Una recomendación muy especial es que cuando se bañe a vapor o termine de hacer ejercicio *no use jabón, champú o cualquier otra sustancia,* sólo utilice el agua fría.

Estamos viendo que estas cuatro prácticas: la ortigadura a todo el cuerpo, la frotación de agua fría, el baño de vapor combinado con agua fría y la caminata en el pasto frío (desde luego descalzos) se están aplicando sobre el órgano más grande del cuerpo que es la piel. Ahora vamos a ver algo de limpieza en el aparato digestivo por medio de:

Enema o lavativa

Esta práctica debe hacerse en su habitación. Es una ayuda para desocupar el colon y no causa ningún problema a su intestino y menos aún adicción. Al colon es a donde llega todo el desecho del tubo digestivo y se considera el desagüe del mismo. A muchas personas no les agrada dicha práctica por desconocerla y no quieren que se les aplique por tener prejuicios respecto a ella; otras veces son sus creencias religiosas o sus ideas, pero la realidad es que nuestros abuelos las usaron, pero en fin... la lavativa sirve para descongestionar el colon, hidratar el excremento adherido a sus paredes y favorecer la evacuación; en el tema del miércoles hablamos de la fiebre interna, ¿recuerdan?

Cuando el excremento pierde su humedad natural, y esto es por la fiebre interna, atraviesa con dificultad el colon y va dejando partículas que se pegan en sus paredes, dificultando, increíblemente, la evacuación. Voy a mencionar dos formas de las más comunes, aunque hay muchas, que producen el *estreñimiento*:

1. Cuando la persona, por cualquier motivo, no atiende el aviso ni la necesidad, retrasa la evacuación; es así como de esta forma la detiene cerrando voluntariamente el esfínter, lo que produce una onda de contracción antiperistáltica que regresa la defecación hacia el colon. Sólo cuando desea defecar, el ano se relaja y, actuando dichos mecanismos, las heces son expulsadas. El diámetro del colon que es de 8 a 10 cm., es la consecuencia de la clara necesidad de que lo ocupen grandes masas de residuos alimenticios, tales como las que quedan como desecho en una alimentación principalmente vegetariana, y

2, Con una alimentación donde predomina la carne, ya que contiene muy poca fibra, los residuos son insuficientes para establecer la excitación necesaria a los movimientos intestinales, cuyo fin es la evacuación. El intestino grueso está adaptado, precisamente, para una alimentación vegetariana, y sólo de esta forma, llegará a funcionar normalmente disponiendo de la cantidad suficiente de residuo y siendo éste menos putrefacto y propenso a las fermentaciones (que es lo que sucede con el que queda de la digestión de las carnes y productos animales).

Además de esto, la relajación de la S iliaca del colon y del recto, establecen la sensación y la necesidad de evacuar, sólo se logra asimismo con suficiente volumen de residuos o heces. De aquí, que la leche y la alimentación a base de carnes, dejan escaso residuo y producen el estreñimiento.

A continuación daré una breve explicación sobre este padecimiento tan común, tan poco reconocido y menos aceptado como es el estreñimiento. Se le llama estreñimiento al retardo, dificultad en la evacuación o a la escasa cantidad de excremento con retención o sin ella. Esta definición es incompleta y conviene aclararla.

Del complicado proceso de la digestión que empezó en la boca con la masticación, continúa en el estómago y termina en el intestino, siempre quedan desechos o materiales sobrantes, restos que no se aprovechan de la alimentación que, estancados en el intestino grueso (colon) por unas horas, deben ser eliminados mediante un acto voluntario y reflejo, que es la defecación.

Se considera normal una evacuación cada día. Esto, al menos, es lo aceptable en las personas que consideran estar bien de sus funciones intestinales. Sin embargo, es lo normal y esto implica cierto grado de estreñimiento, retardo o retención, por lo que, el intestino debe vaciarse dos veces al día; es decir, tantas veces como comidas se hacen. Una sola evacuación es poco y supone una relativa retención fecal que, a la larga, podrá acentuarse o producir ciertos síntomas o consecuencias.

Pero esta casi normalidad es todavía la excepción. Lo más frecuente es encontrar individuos que duran dos, tres y más días sin desocupar su vientre, unas veces con manifestaciones, síntomas o molestias y otras tolerando, aparentemente bien y en aparente estado de salud (al menos por el momento), su estreñimiento.

Aclarado este punto, continuemos. Con las lavativas buscamos, primordialmente, que la persona desocupe su intestino y así elimine parte de lo que retiene en el mismo, tanto bilis como excremento, ya que un adulto utiliza de uno a dos litros de bilis diariamente para ayudar a la digestión, para purificar y desinfectar el intestino; si una persona estreñida no evacua regularmente, esa bilis permanece dentro de ella volviéndose venenosa y autointoxicándose; piensen por un momento: ¿cómo podríamos tener salud si nuestro cuerpo está reciclando todo lo que no puede eliminar?, y eso hablando de un puro día, imagínense a las personas que no evacuan en siete, 15 ó 30 días, ¿cómo estarán por dentro?, ¡qué daño se están haciendo!

La lavativa se aplica en dos tiempos: primero debe acostarse sobre el costado derecho, encogiendo la pierna derecha y pegándola al vientre; estirando la pierna izquierda, pero no rígida; la segunda parte es sobre el otro costado para terminar la aplicación. Quédese acostado boca arriba y trate de retener el líquido, de cinco a 10 minutos mientras se da un ligero masaje en el vientre de derecha a izquierda y alrededor del mismo. Las lavativas se usan también, como estimulantes para el colon y así favorecer la evacuación. Se pueden aplicar de:

a) **Agua natural**. Ésta sirve para refrescar y hacer reaccionar el intestino. Un litro de agua para un adulto.

b) **Agua con jugo de limón.** Para hacer más estimulante la acción del lavado intestinal, puede agregar el jugo de dos limones a un litro de agua natural, esto aumentará su eficacia.

c) **Linaza**. Se usa, principalmente, para lubricar el intestino. Si llegara a sangrar o se rompiera algún vasito le ayudará a cicatrizar; desinflama y favorece la evacuación. *Preparación:* Hierva un litro de agua, en cuanto suelte el hervor agregue dos cucharadas de linaza; deje hervir a fuego bajo por 10 minutos. Espere a que tibie, cuele y complete el litro con agua fría. Aplicar tibio.

d) **Ajo**. Se recomienda en los casos de lombrices o parásitos intestinales. Ayuda a eliminarlos y a purificar el intestino. *Preparación:* Licue dos dientes de ajo con todo y cáscara en un poco de agua; cuélelos, complete un litro de agua y aplique tibio.

e) **Café**. Está probado, científicamente, que el café como enema no produce ningún daño en el organismo, pero lo que se ha observado, es que la cafeína tiene la cualidad de estimular la función del hígado, y lo hace trabajar de seis a siete veces más de lo normal, permitiendo que éste se descongestione por la vesícula biliar; además, junta la bilis y favorece la evacuación. La encargada de transportar la cafeína es la sangre, y se calcula que tarda alrededor de dos minutos en dar la vuelta a todo el cuerpo, para volver a pasar por el hígado, por eso se recomienda retener el café, por lo menos de cinco a 10 minutos, ya que esto estimula nuevamente al hígado cada que pasa por él. *Preparación*: Ponga a hervir un litro de agua y agregue dos cucharadas de café de grano molido, natural y sin sabor. En cuanto suelte el hervor baje la flama y deje hervir 10 minutos. Complete el litro y aplique tibio.

VAPORIZACIÓN E INHALACIONES

Se aplican principalmente cuando hay congestión nasal, frontal, dolor de cabeza, sinusitis o erupciones en la cara; éstas deben durar 15 minutos y, en ocasiones, al terminar se aplica ablución de agua fría o barro en toda la cara, con una hora de duración; el vapor ayuda para que abran los poros de la cara, descongestione los senos nasales y frontales (elimina moco) y favorece la eliminación de impurezas. Después de la ablución de agua fría y el barro en la cara permanecerá acostado.

Después de las prácticas anteriores (ortigadura al cuerpo, frotación de agua fría, baño de vapor, caminar descalzo en el pasto, lavativa e inhalación) vienen las cataplasmas de barro y fenogreco que se aplican en la cabeza, la cara, el vientre, los riñones, las rodillas, el cuello, el pecho o cualquier parte donde estén indicadas, sirven para desinflamar y descongestionar esas áreas que se encuentran afectadas; inclusive son recomendadas en algunas heridas pues desinfecta y ayuda a cicatrizar.

CATAPLASMA DE BARRO

Para preparar el barro se necesita tierra limpia, libre de químicos y fertilizantes, debe sacarla del cerro, escarbando unos 20 centímetros (de la que sacan cuando hacen carreteras o meten tubería en las calles). *Preparación*: seque la tierra al sol y después písela con su coche o con un pizón, pásela por un cernidor para limpiarla de piedras y varas.

Prepare un recipiente y ponga un poco de agua y tierra, deje que se mezclen bien, bata hasta que quede como pomada para untar fácilmente en un periódico o tela. Debe aplicarse local y directamente; por ejemplo, si le duele la cabeza se hace la cataplasma sobre una tela y se dobla como si fuera una quesadilla, se aplica sobre la cabeza y se sujeta con una venda. Si se siente muy nervioso, tenso o angustiado acuéstese boca abajo y que alguien le aplique una cataplasma sobre la columna vertebral, la cubra con un periódico y lo tape con una cobija.

En un golpe aunque haya inflamación aplique directamente sobre la parte afectada y esto le ayudará a calmar el dolor y desinflamar. Por las noches ya para dormir, se aplica una cataplasma en el área de los riñones y otra sobre el vientre. Todas las aplicaciones de barro han de durar dos horas, por lo menos.

Cuando les hacen el diagnóstico por el iris de sus ojos, se le recomiendan a cada quien lo que necesite, nunca se generaliza. Mucha gente pide cataplasmas y tratamiento extra, todo se puede hacer, pero lo que les indican es lo más apropiado para cada quien.

Una cosa deben tener bien presente porque es muy importante saber que con este tratamiento su cuerpo está gastando mucha energía debido a que la está usando para reparar y curar, pero en cuanto esté bien ya no lo hará. Entonces si alguien dice:

"Oiga, póngame barro aquí en la rodilla; mire, tengo una manchita que no sé por qué me salió; y aquí en la cara me está saliendo un granito, ¿me puede poner barro?, me siento muy a gusto; y mire acá también póngame barro."

Todo se puede hacer y le podemos poner barro en todas partes, pero, ¿realmente vale la pena gastar tanta energía sin necesidad?, ¿no consideran que sea más importante aplicarla donde realmente se necesita?

¡Por favor tengan un poco de humildad!, no traten de modificar su tratamiento, por una vez en su vida acéptenlo tal cual es. Recuerden que todo lo han hecho como han querido y por eso están como están; aprendan bien esta terapia y después háganlo a su manera, ¿por qué, o cuál es la razón de que ustedes quieran cambiar el tratamiento a su gusto? ¿No se han dado cuenta que, por hacer las cosas como quieren, están como están?

Sepan que por hacer lo que les gusta están como están, ¿no lo entienden?, ¿por qué no ven lo que es evidente? Además, cuando pasaron a diagnóstico se lo hicieron a cada uno personalmente y no importa que alguien más tenga el mismo problema. Por ejemplo, un diabético se encuentra en el comedor con otro diabético y le pregunta:

"Oye, ¿por qué a ti te pusieron barro en la cabeza y a mí no?; yo tengo diabetes igual que tú; yo creo que a lo mejor se equivocó el doctor y me dio otro tratamiento."

¡No, no se equivocó porque tú eres Jesús y el otro es Ricardo y les vio el iris a cada uno de forma personal y les recomendó lo que necesitaba cada quien y punto. Aquí no ge-ne-ra-li-za-mos, cada persona necesita un tratamiento personalizado, o llamémosle apropiado sólo para él, no para todos los diabéticos ¿queda claro o lo repito nuevamente?

Si yo no necesito una cataplasma, es por eso que no me la indicaron, ¿para que la pido?, mi cuerpo ya está gastando suficiente energía para recuperarse de los problemas que tiene y no vale la pena distraerlo de lo que está haciendo con otra cataplasma, que ni falta me hace, pero eso sí, me resta energía para mi recuperación, increíble pero cierto.

EJERCICIOS DE DRENAJE LINFÁTICO

De lunes a sábado tenemos los ejercicios de drenaje linfático a las ocho de la mañana. Estos ejercicios ayudan muchísimo y todos debieran hacerlos, porque su organismo tiene mucha necesidad de limpieza. Con el ejercicio hacemos que trabajen tanto el corazón como los pulmones y así tengamos una mejor circulación sanguínea; para mejorar nuestros sistemas respiratorio y nervioso, y ayudar a nuestro organismo a desintoxicarse por este medio.

Voy a explicar lo que es el drenaje linfático. Al calentarse la piel, los poros se abren y expulsan muchas toxinas (sudor activo). Por eso re recomienda hacerlos y así aprovechan la oportunidad para crear o mejorar algunos de sus hábitos, y de plano cambiar otros. Tenemos nódulos o ganglios en todo el cuerpo y el líquido linfático o sangre blanca, como se le llama, se encarga de recoger la gran mayoría de los detritos, desechos y toxinas de las células; estamos formados por millones de células, imagínense cuántas toxinas no eliminarán.

Pero, ¿por qué eliminan toxinas las células?, porque las células se nutren y también eliminan. Así que es bien importante que nuestro organismo se deshaga de esos desechos. De este líquido (linfático) tenemos un 50% más que de sangre roja (siete a ocho litros de sangre blanca contra cuatro a cinco litros de sangre roja).

Este líquido lleva gran cantidad de glóbulos blancos llamados linfocitos o células de la linfa y se forman a partir del líquido que baña todas las células. La linfa se encarga de recoger todos los detritos, desechos y toxinas de las células, éstas se producen constantemente y se acumulan en este líquido. Los vasos capilares absorben parte de este líquido, llevándose una porción de éstas.

Es muy importante que estas sustancias, tóxicas y nocivas, pasen a través de unos filtros capaces de destruirlas o transformarlas antes de entrar al torrente sanguíneo. En el hueco de los tejidos nacen unos pequeños capilares, llamados vasos linfáticos, que aspiran ese líquido y lo van transportando hacia vasos cada vez más grandes.

Donde se agrupan varios de éstos se halla un nódulo de tejido, por el que pasa la linfa y, al mismo tiempo, actúa como filtro. Esos nódulos son llamados ganglios linfáticos.

Entendamos que las células se nutren y eliminan; toda eliminación es tóxica. Los ejercicios de *Drenaje linfático* son, precisamente, para desintoxicarse, pero cada quien debe hacer ejercicio. El líquido linfático trabaja con el movimiento, no tiene motor que lo mueva como la sangre que tiene el corazón y los pulmones; el movimiento no es suficiente, por eso se recomienda hacer ejercicio.

El doctor Jensen nos dice que: "Regularmente toda la gente ya tiene intervenciones quirúrgicas, por ejemplo la de anginas fue la primera. En este caso el cirujano extrajo un órgano glandular linfático ya que es uno de los órganos que ayudan a eliminar el catarro, las flemas y los ácidos de la mucosa; constituye la única parte del sistema linfático que funciona para arrojar al exterior lo que el cuerpo no puede utilizar. La siguiente fue de la apéndice y ésta también es tejido linfático." ¿Qué pasa aquí? Con esto no tenemos ni sabemos cómo mantener nuestro cuerpo limpio; debemos empezar con la limpieza, pero no podemos ingerir alimento sano en un cuerpo sucio y esperar buenos resultados.

Veamos entonces: si la linfa (sangre blanca), es la que se encarga de recoger las toxinas que eliminan mis células y éstas están en todo mi cuerpo, necesito ayudarle para que pueda eliminarlas, y si la mejor manera de hacerlo es haciendo ejercicio, entonces lo hago. Si estos ejercicios no me gustan pues me salgo a caminar, trotar o hacer otra actividad. *Aclaración*: ir caminando a la iglesia, al mercado, a ver aparadores o a trabajar no es ejercicio; pero, ¿esto sirve?, ¡claro que sirve!, pero repito, no es suficiente.

Para *hacer ejercicio* necesitas calzarte tus zapatos tenis e ir con tu mente dispuesta para tal fin, hacer ejercicio por lo menos 20 minutos; ir aumentando hasta llegar a una hora diaria. De esta manera te aseguras que tu cuerpo se está desintoxicando constantemente; se crea el hábito de hacer ejercicio todos los días y, todo el tiempo, sin pretexto alguno.

Con este ejemplo que nos dejó el científico Alexis Carrell, dos veces premio novel, veremos las consecuencias de la intoxicación celular y, por qué, la importancia de hacer ejercicio para ayudar a la limpieza del organismo.

Con su teoría de que: las células son infinitas; realizó un experimento para comprobar ésta. "Mandó traer un embrión de pollo, le extrajo el corazón y lo partió en pedacitos; los puso en un recipiente y ordenó ponerle nutrientes. Esta recomendación fue hecha, pero antes de poner los nutrientes primero había que limpiar y sacar los desechos."

El experimento duró 29 años, las células murieron por un descuido; existen dos versiones, una es que por accidente rompieron el recipiente; la otra y, la más lógica, es que a uno de sus ayudantes se le olvidó sacar los desechos antes de poner los nutrientes y esto fue suficiente para que las células se intoxicaran con sus mismos desechos y murieran. Células intoxicadas con sus mismos desechos. Eso mismo sucede en nuestro cuerpo cuando no hacemos ejercicio; nuestras células mueren con más frecuencia que cuando lo hacemos.

A muchas personas les da flojera hacer ejercicio, y ¿saben qué pasa cuando no hacen ejercicio?, bueno, pues se quedan acostaditos en la cama durmiendo bien rico y no le dan oportunidad a su cuerpo de desintoxicarse. Estoy internado en el Centro Naturista Daniel Arreola para desintoxicarme, me ortigan y me dan frotación de agua fría, me levanto a mi baño de vapor, como alimentos naturales, pero, ¡no me gusta hacer ejercicio!, o sea que, con todo lo que hago me estoy desintoxicando todo el día, ¿qué importancia tiene si me intoxico un poquito, con tal de quedarme en la cama? Total. es mucho el esfuerzo que estoy haciendo, así que mejor disfruto aquí en mi camita.

Créanme, que entre más elimine su cuerpo se sentirán mucho mejor. Entonces los invito para que, todos los días, hagan ejercicio, sobre todo ya están cambiando sus hábitos crean que sí vale la pena.

TOMA DE LA LINAZA

Ésta hay que tomarla todos los días y se recomienda a todas las personas; excepto para quienes estén en alimentación natural cruda o ayunando, porque se le pone ciruelas pasa y miel de abeja; la finalidad es no consumir absolutamente nada que tenga azúcar aunque sea natural. *Preparación:* en un vaso, recipiente de barro o plástico ponga tres o cuatro ciruelas pasa, dos cucharadas soperas de semillas de linaza y un vaso de agua caliente; tape con un plato y déjelas en maceración toda la noche.

A la mañana siguiente, antes de tomarla, agregue un poco de miel de abeja, siempre y cuando no tenga problemas con su glucosa o si se le prohibió consumir la miel, sólo revuelva y tome. Otra forma: si no lleva ciruelas le puede agregar jugo de limón y miel. No mastique la linaza, debe tragarla. Para los niños pequeños, prepárela del mismo modo, cuélela y que sólo tomen el agua.

Esta toma nos ayuda a combatir el problema del estreñimiento, hay que aclarar que no lo elimina. Mucha gente dice no tener estreñimiento, sin embargo, al preguntarles cada cuándo evacuan contestan que cada tercer día y que eso está bien; otros lo hacen cada 15 ó 30 días muy puntualmente y tampoco lo consideran como tal; y hay quienes evacuan diariamente, aunque sea una sola vez y dicen no estar estreñidas.

Todo esto es por la ignorancia y la falta de información que hay referente al cuidado del intestino. Algunos se sientan a la taza y evacuan flojo, escaso o se oye una caniquita que cae al agua *tin tun tun tun,* y ya hizo del baño; pero no está estreñido, ¡háganme el favor! Cuando estábamos viendo que el bebé cada que come evacua, ¿por qué de adultos ya no es igual?, porque alteramos el punto número uno, que es la *alimentación* y falla el punto número dos que es la *eliminación*; por eso es bien importante evacuar según las veces que coma, eso es lo normal.

Si sólo evacuamos una vez al día, bueno, por lo menos lo estamos haciendo y ya es ganancia, pero tenemos que ir aumentando hasta evacuar tres veces al día. Que quede claro, que la linaza nos ayuda a combatir el problema, pero no lo corrige porque no es su función; nos va a servir, además, para formar bolo en el intestino y así funcione mejor; las ciruelas pasa nos ayudarán como laxante. Lo que realmente corrige el estreñimiento es el alimento fresco, vivo, que no afiebra, las buenas digestiones y combatiendo la fiebre interna, con eso acabaremos con el estreñimiento.

LA MASTICACIÓN

En su libro *La salud por el ayuno* Alain Saury nos comenta esto respecto a la masticación:

> En dietética, la masticación es uno de los elementos más importantes, ya que lo que cuenta no es la materia alimenticia, sino la vida que comporta dicha materia, y este elemento esencial es el que se asimila con los dientes y el paladar.
>
> "Beber los sólidos y masticar los líquidos", decía un sabio de la Antigüedad. Nuestro contemporáneo Fletcher propone las siguientes normas:
>
> 1) No introduzca en la boca más que una cantidad muy pequeña de alimento.
>
> 2) No introduzca nuevos bocados antes de haber tragado completamente el anterior:
>
> 3) Todas las porciones de alimentos, sin excepción, deben reducirse en la boca, bien en estado líquido, bien en estado de papilla, antes de tragarlos.

4) Los alimentos blandos o reducidos por la cocción a estado de papilla, de puré, deben masticarse y ensalivarse casi durante tanto tiempo como los alimentos sólidos.

5) Si no tiene tiempo para masticar los alimentos de forma conveniente, reduzca la cantidad de comida antes que tragar sin masticar.

6) No sea tan voraz; no se lance sobre su comida como lo haría un hambriento; no engulla los alimentos en su estómago, no se atiborre.

7) Deje inmediatamente de comer en cuanto sienta que su apetito está satisfecho. No se deje tentar por las golosinas.

8) Lo que su organismo aprovecha no es lo que come, sino lo que asimila.

9) Cuando la masticación reduce los alimentos al estado de papilla o al estado líquido, el trabajo del estómago se reduce a la mitad.

ALIMENTACIÓN CRUDA

Esta dieta, por llamarla de algún modo, suministra al organismo todos los elementos necesarios de una manera tan concentrada, y fácil de digerir, que proporciona prácticamente todos los efectos beneficiosos del ayuno total. Sirve al mismo tiempo para purificar y alimentar al organismo. Uno puede estar totalmente seguro de los resultados positivos para la salud.

Lo que va a hacer nuestro organismo con este régimen natural que incluye el jugo de trigo fresco es que va a ir eliminando los alimentos que se han acumulando a lo largo de los años en las paredes de los intestinos que terminan descomponiéndose, creando impurezas, venenos y toxinas. Hay que eliminar esa putrefacción. Para empezar es conveniente aplicarse una lavativa. Se hará en ayunas con agua natural, con café y con jugo de trigo.

DESAYUNO

Como lo dice su nombre, es el primer alimento después de un ayuno, se preguntará, ¿cuál ayuno? Pues el que empezamos después de terminada la cena e interrumpimos con el desayuno; éste fue de 12 horas mientras estuvimos dormidos. En este momento nuestro organismo está en un proceso muy importante que es la desintoxicación o limpieza que se llama *Proceso de eliminación* y con el desayuno lo vamos a interrumpir, sólo por un momento, ya que al empezar a comer, éste se detendrá, pues no puede hacer la digestión y la eliminación al mismo tiempo; o digiere o elimina.

Pero una vez terminada la digestión, se desocupa el estómago y nuevamente empieza el proceso de limpieza, ya que la energía que se necesitaba para digerir ya no tiene qué hacer, terminó la digestión y como estaba el proceso de eliminación pues vuelve nuevamente a limpiar. Ésta es la tercera práctica, junto con la lavativa, que se hace a nivel aparato digestivo; la lavativa, toma de linaza y desayuno, las demás se han aplicado en la piel.

PLÁTICAS DE ORIENTACIÓN

Éstas son a las 10:30 de la mañana, son temas informativos y les convienen a todos; además de orientarlos y resolver sus dudas para que entiendan de qué se trata todo esto.

BAÑO DE ASIENTO

Este baño lo puede hacer cualquier persona, pero es más recomendado para los hombres; y el mejor momento para su aplicación es dos horas después del desayuno o la comida de mediodía. Esta práctica, de hidroterapia, ayuda básicamente a descongestionar, refrescar y sacar, de dentro hacia fuera, el exceso de calor del aparato digestivo. El masaje se aplicará de la parte baja del lado derecho a la parte baja del lado izquierdo siguiendo el colon, en forma de herradura. De arriba abajo y al bajo vientre. Este masaje estimula el aparato digestivo y favorece la evacuación.

BAÑO GENITAL

Este baño se recomienda principalmente a las mujeres; la forma de aplicarlo es frotando suavemente, con una toallita o paño de algodón, y por encima, los labios de la vagina; no es un baño interno sino superficial. Siendo ésta una área de limpieza que utilizan los riñones para eliminar los desechos de la sangre, cada que pasa por allí, la sangre deja muchas impurezas y cuando la persona orina elimina bastantes toxinas.

COMPRESAS CALIENTES DE INFUSIÓN DE CEBOLLA

Esta práctica es a mediodía y nos ayuda a descongestionar los riñones, los bronquios, el hígado, el bazo o los ovarios; estas compresas se pueden aplicar, inclusive, en áreas donde existan problemas artríticos como pueden ser las rodillas, los hombros o los codos; la cebolla, con su poder desinflamante y su calor favorecen la desintoxicación por medio de la dilatación de esas áreas o donde se apliquen las compresas.

Con el calor los órganos se dilatan, se "duermen" y es en ese momento cuando empiezan a descongestionarse; al retirar la última compresa se pasa, por el área caliente, una toalla mojada en agua fría para que reaccionen dichos órganos; o sea que despierten, y así produzcan el estímulo y favorezcan la eliminación.

Aquí es muy importante darnos cuenta del horario, para poderlo relacionar con los ciclos circadianos. Todas las prácticas de desintoxicación o limpieza, empezaron a las cinco de la mañana, una hora después que inició el ciclo de eliminación (4:00 am.) y terminan una hora después del ciclo de eliminación, que es a las doce del día.

Además, observen que la mayoría de estas prácticas se aplicaron sobre el órgano más grande del cuerpo que es la piel; las tres aplicaciones que no se hicieron en la piel fueron la lavativa (fue en el colon), la toma de la linaza (en el estómago) lo mismo que el desayuno, de esta forma completamos las ocho horas del proceso de eliminación y los tres ciclos, que son:

Ciclo de apropiación: 12:00 del día a 8:00 de la noche.
Ciclo de asimilación: 8:00 p.m., a las 4:00 de la mañana.
Ciclo de eliminación: 4:00 a.m., a 12:00 del día.

Otra recomendación también muy importante: desde luego si es posible, mientras estén en tratamiento no utilicen ningún producto sobre su piel, ya sean lociones, cremas, desodorantes, antitranspirantes o cualquier otro producto químico (?), porque si están en un proceso de desintoxicación, pues, ayuden a su organismo. Desde luego no hay que irnos a los extremos; podemos utilizar el champú para lavarnos la cabeza pero, para la piel, de momento no usen nada. Todos los que están en tratamiento deben estar sucios de una u otra forma por las cataplasmas en la espalda, los riñones, el vientre, la cabeza y hasta en los ojos, así que no se apuren, todos están igual.

El perfume, poniéndolo sobre la ropa no causa ningún problema. Sepan que todas las mujeres son muy hermosas, así que no importa si andan con los pelos parados. Y a continuación, una recomendación más, solamente para el sexo femenino y es referente a la menstruación; un tema muy polémico pero sigamos utilizando el sentido común y la lógica para no entrar en discusiones inútiles.

La menstruación

El periodo menstrual, es una función muy importante en la mujer, y sólo la naturaleza de ella, es la que determina cuándo y cómo se presentará. No está en las manos de nadie, ni en tu deseo de si quieres o no que se presente, simplemente ocurre y punto. Ahora, viéndolo desde el punto de vista natural, nos damos cuenta que éste es un proceso de "limpieza" que se lleva a cabo mensualmente en la mujer y, en el mismo, elimina tejidos y células muertas propias del desgaste orgánico. Por lo mismo es muy importante que la mujer no interrumpa ese ciclo. Y, ¿cómo lo puede interrumpir? La forma más fácil de hacerlo es, aunque parezca increíble, bañándose; y, ¿por qué lo hacen?, por higiene, porque huele feo o porque es muy incómodo andar así.

Pues vean qué ironías de la vida; ustedes se bañan por fuera, pero por dentro interrumpen la limpieza por la que tienen que salir todos los desechos. No dejan actuar a su naturaleza por sí misma y esto, como consecuencia, puede causarles problemas a futuro.

Si una persona se baña después de comer se interrumpe su digestión; la mujer cuando está en su periodo menstrual debe favorecer la eliminación y permitir que su organismo se limpie totalmente, pero nunca debe interrumpir ese proceso con el baño de higiene; eso trae como consecuencia los quistes, el cáncer e inclusive los tumores en los senos y el área genital.

Esos desechos nunca los pudo eliminar su cuerpo ya que, al bañarse, desvió la energía que estaba utilizando para ese proceso (la menstruación) hacia el órgano piel lo cual no era tan importante, ni necesario, ni vital en ese momento como la menstruación.

Probablemente siga el sangrado pero ya no con la misma intensidad; es así como los desechos se van acumulando y quedando en la salida y si esa área está sana, sólo imaginen cuántos problemas no se irán generando por todas las impurezas allí acumuladas; en ese momento es cuando empiezan los problemas. El dicho popular de que "una manzana podrida en un balde de manzanas sanas pudre las demás".

Es muy importante que en los primeros días, cuando el sangrado es abundante, se abstengan de bañarse y coman frutas o ensaladas crudas, entre más ligero será mejor. Sepan que conforme mejoran sus hábitos alimenticios va desapareciendo el mal olor, ya que eso es consecuencia de lo mismo. Lo conveniente sería abstenerse de los baños de higiene mientras dure el sangrado; o por lo menos, mientras pasan los días más abundantes. Una vez que finalice la menstruación pueden volver a la normalidad.

Hoy en la actualidad existe mucha literatura, principalmente revistas dedicadas a la mujer, que recomiendan hacer ejercicio en esos días para aliviar las molestias y activar la eliminación; como se sabe el ejercicio es bueno, pero en esos días es lo menos indicado ya que después del ejercicio se antoja el baño de higiene y, junto con el ejercicio, se distrae la energía por lo que ya no es la menstruación al 100% y por lo mismo, no es conveniente.

Lo más recomendable para estos días es que toda mujer respete su naturaleza y, que quede bien claro a todos los "especialistas de ambos sexos": no conviene ignorar su Naturaleza, ya que son ellas, las mujeres, las que pagarán sus errores y no los que las guían y educan para hacer lo contrario de lo que manda su naturaleza; es algo muy importante y vital para ellas respetar su ciclo menstrual, ya que los que escriben en esas revistas no podrán pagar las consecuencias que pagarán las mujeres que sigan sus "desorientados consejos"; de manera que más vale no interferir en algo, tan delicado y vital, como son las *Leyes Naturales*.

A las adolescentes y jóvenes, de hoy en día, se les escucha decir: "eso lo hacían las abuelas y esa época ya pasó"; pues sí, ellas lo hacían y, en aquellos tiempos, no se sabía de tantos problemas como hoy en la actualidad; muchas mujeres padecen de cólicos, quistes o tumores, aunque no dudo que hubo algunos, pero nunca como hoy; precisamente, por no hacerle caso a las abuelas son las consecuencias que están pagando tantas mujeres por haber violado esas leyes. Recuerden que la naturaleza es la misma y siempre será la misma; entonces si violan una ley pagarán las consecuencias, así de fácil.

Dicen que Dios perdona, el hombre a veces perdona, pero la Naturaleza nunca perdona.

EL BARRO

Descongestiona, desinfecta, purifica y cicatriza; haga de cuenta que es un agente de tránsito y cuando hay un congestionamiento de automóviles los dirige para hacer más fácil la circulación, ésa es la función de la cataplasma de barro. Cuando hay fiebre local o interna al aplicar una cataplasma, ya sea en el vientre u otra área, la descongestiona, o sea, retira el calor de esa área y lo reparte al resto del cuerpo y, de esa manera, muchas veces quitamos molestias e inclusive dolores ya que el barro tiene propiedades curativas. No estamos hablando de otra cosa sino de la tierra con agua y obtenemos lodo, que es con lo que se hace la cataplasma, que contiene muchas propiedades y compuestos químicos semejantes a los del cuerpo humano. Pero es muy importante respaldar esta práctica, siempre con la alimentación, porque cuando no se tiene disciplina puede ser más tardada la recuperación.

COMPRESAS DE AGUA FRÍA

Éstas se recomiendan cuando no se tiene barro a la mano; son muy fáciles de preparar; sólo necesita una toalla chica, sábana o paño de algodón y agua fría. Inclusive, si vive en una región cálida puede meter la toalla mojada, exprimida y doblada al congelador por unos 10 a 15 minutos.

Hoy se pueden conseguir, en la farmacia o supermercado, las compresas de gel, que se meten al refrigerador y se congelan; éstas las pueden usar, siempre y cuando las envuelva en una toalla o paño de algodón, y no las aplique directamente a la zona a tratar.

URGENCIAS

Un sábado salí a correr, me fuí por una brecha hacia Ejutla (17 kilómetros de El Grullo), por la orilla del canal, corrí ocho kilómetros de ida y otros tantos de regreso, venía cansado y con sed, al llegar a un puentecito iba un camión cañero bien cargado, y al pasar por ahí tiró muchas cañas, me paré, cogí una y la empecé a pelar para comérmela en lo que me enfriaba; no me di cuenta que estaba parado en un hormiguero y, ¡no hombre!, se me subieron las hormigas y no las sentí hasta que ya estaban por acá arriba, cerca de los testículos y me mordieron; me las sacudí, me bajé el pantalón, cogí lodo de la orilla del canal y me lo puse inmediatamente de cataplasma sobre el área afectada.

Con las mordidas de estas hormigas se inflaman los testículos así que me puse el barro y me fui al Centro Naturista y me metí al baño de vapor.

En este caso, como era de urgencia, usé el barro de donde había. Para hacer las cataplasmas en casa lo más recomendable es buscar tierra limpia, asolearla, secarla y molerla; luego se combina con agua y se bate hasta que esté a punto de pomada. La cataplasma usada se asolea durante una semana y recupera sus propiedades.

Veamos qué nos dice el escritor Vitus B. Dröscher en su libro *Sobrevivir:*

También las criaturas de la naturaleza practican la fisioterapia para conservar la salud. Los leones y los antílopes acuden a sus balnearios. Muchas aves utilizan el ácido fórmico de las hormigas como antirreumático. Los lobos enfermos del estómago conocen un eficaz vomitivo. Las abejas "inventaron" los antibióticos mucho antes que el hombre. Incluso existen animales que usan drogas rejuvenecedoras para mantener su capacidad de rendimiento. Los etólogos (estudian el carácter y el comportamiento del hombre y de los animales) han logrado descubrir ésos y muchos otros métodos usados por los animales salvajes para curarse.

Africa Oriental a orillas del lago Ngorongoro. A primera hora de la mañana nos despertamos en nuestro vehículo todo terreno. La noche debió de estar cargada de terrores. Todavía resonaban en nuestros oídos el rugido de los leones, el trompeteo de los elefantes, los aullidos de las hienas y el tronar de los cascos de las manadas de antílopes en asustada desbandada. Pero a esas horas de la mañana, bajo la luz plomiza del alba, todo estaba lleno de paz como en el primer día de la creación. Lo que logramos filmar no había sido captado antes por nadie. Primero una hiena surgió de entre la niebla. Cojeaba. Una de sus patas sangraba. Posiblemente el mordisco de una de las cebras macho que defendió a sus hembras, con éxito, del ataque de la hiena. Trazando una curva ligera, el lisiado animal se dirigió a la orilla del lago y chapoteó en sus aguas como si estuviera realizando una cura prescrita por el médico naturalista Sebastián Kneipp.

La costra blancuzca que cubría la orilla del lago probaba que sus aguas contenían muchas sales minerales: sal común, natrón, cloruro magnésico y sulfato magnésico, es decir, los minerales suficientes para hacer de aquellas aguas un auténtico baño curativo para los animales enfermos. No cabe duda de que las aguas debían escocer las heridas como si fueran yodo. Pero la hiena pareció darse cuenta de que aquello le hacía bien.

Minutos más tarde apareció un ñu también cojeando; después un impala con una pata enferma, dos gacelas, un mutilado chacal, un antílope, un kobo y muchos otros animales que venían de todas partes en busca de la curación en ese sanatorio natural.

La mayor parte de los pacientes llegaban individualmente desde muy lejos. Habían realizado un viaje muy peligroso, sobre todo porque tenían que hacerlo sin el apoyo de su manada y fácilmente podían convertirse en víctimas de las fieras. Pero sin la inmersión en esa agua curativa hubieran muerto con toda seguridad a consecuencia de sus heridas.

A eso de las siete de la mañana llegó un grupo de ocho cebras. Se quedaron a unos 30 metros de la orilla y una de las hembras del rebaño se dirigió al agua, donde sumergió su pata herida. Sus compañeros que la acompañaban esperaron pacientemente a que la cebra herida terminara su cura.

¿Compasión, sagacidad, instinto de ayuda?

De repente nuestro cámara me empujó, apartándome a un lado: ¡dos leones! ¿Venían a buscar presas fáciles entre aquellos enfermos entregados a sus curas de balneario? Con mucha frecuencia habíamos podido observar que los leones se dirigían a los abrevaderos para acechar allí a su presa sedienta. ¿Cuántas veces tienen que pagar las cebras, los ñus y los antílopes con su vida la imperiosa necesidad de saciar su sed? ¿Pasaría lo mismo en este balneario curativo?

Pero los leones no parecieron preocuparse en absoluto por las cebras. Lo que querían era someter sus propias heridas, unas espinas clavadas en las garras que se les habían infectado, al efecto curativo del agua. Las cebras, los ñus y los demás animales no parecieron sentirse intimidados por la presencia de los leones, como si estuvieran seguros de que no podía ocurrirles nada malo. Allí, en ese balneario curativo, reinaba una paz paradisíaca entre las fieras y sus presas habituales.

MANANTIALES SULFUROSOS

Los zoólogos del Parque Nacional de Yellowstone, en Norteamérica, informan que los osos grises gigantes bañan sus heridas en manantiales sulfurosos. Allí donde existen aguas curativas, al parecer, los animales hacen uso de ellas.

Algunos guardas de parques han observado que los ciervos rojos heridos en el bosque descansan en el suelo cubierto de musgo. Es posible que los animales debilitados encuentren más cómodo ese lecho, pero también hay que recordar que las plantas musgosas forman antibióticos capaces de matar algunas bacterias y microbios.

Realmente el musgo que crece entre el moho se protege contra la acción de bacterias corrosivas mediante su propia producción de medicamentos. Cuando un ciervo coloca sus heridas sobre un cojín de musgo, éste actúa sobre ellas como el polvo de penicilina que los hombres nos colocamos sobre nuestras lesiones abiertas.

Con estos ejemplos nos damos cuenta qué gran cualidad tienen los animales irracionales con el instinto.

Pero no sólo eso, se puede observar que poseen demasiados conocimientos de la naturaleza a la que pertenecen y, además, conocen, saben y utilizan muchos de los productos de la misma para su curación, por sus propiedades curativas, y para recuperar la salud perdida en algún accidente o enfrentamiento con otros animales. Terminaré este tema con una breve recopilación de la *farmacia natural* utilizada por los animales.

El almizclero (mamífero parecido a las cabras) domina el arte de tratarse sus heridas con regularidad. Se cubre los lugares del cuerpo en carne viva, con *resina de abeto* que no sólo los protege contra agentes patógenos e infecciosos, sino que además acelera la curación.

La gamuza (antílope) de los Alpes se revuelca sobre una alfombra de *zaragatona* cuando está herida. Los toros con reumatismo en las piernas se echan en los bancos de *francesillas* (plantas). Los *propitecus*, unos antropoides que viven en Madagascar, cubren sus heridas con las *hojas de un árbol tropical,* que hacen que las lesiones se curen en dos días, cuando normalmente necesitarían un proceso curativo de dos semanas.

La foca común que se hiere con un arrecife o con la quilla de un buque busca un campo de *sargazos* (alga marina), mastica las hojas y se enreda largas ramas en torno al cuerpo como si fueran vendas para sus heridas. Los investigadores han determinado que los *sargazos*, como el *musgo* y los *líquenes*, contienen sustancias antibióticas y, además, fungicidas y antihemorrágicos.

Desde 1978 los farmacéuticos vienen investigando la posibilidad de utilizar los componentes curativos de los sargazos en la obtención de medicamentos útiles también en la medicina humana.

Si el pingüino enferma de enteritis (inflamación de la membrana del intestino), se come unos cangrejos minúsculos del género *euphausia superba*, una especie de plancton, que a su vez, se nutre de las algas *phaeo-*

cytis pouchetti, que contienen un antibiótico que cura el intestino del pingüino.

Los grajos (aves parecidas al cuervo) cubren sus nidos con *hojas de tomatera* que contienen sustancias que matan a las pulgas y a los piojos, con lo cual se mantiene el nido libre de parásitos.

En el reino animal, el cuidado de la salud es cuestión de simple supervivencia. Qué fabuloso fuera que nosotros los seres humanos "inteligentes" supiéramos, por lo menos, una mínima parte de lo que saben los irracionales que no cuentan con literatura, médicos u organismos de salud; vamos ni siquiera con una universidad.

¡Tengan un riquísimo día!

Ayuno y respiración

(Viernes: quinta plática)

BUENOS DÍAS A todos vamos a dar principio al quinto y último paso de estos temas que es el Ayuno y la respiración. Pero antes que nada es bueno saber qué cosa es el ayuno. Quizá alguno de ustedes lo sepa, ya escuchó algo sobre él, lo practicó alguna vez en su vida o tenga intención de hacerlo para experimentar, realmente, cuáles son sus efectos; pero como sea, ¿saben qué es? Veamos entonces:

Ayuno

El ayuno es el acto de abstenerse de comer alimentos sólidos o líquidos, a excepción del agua pura, o la abstención total de cualquier alimento, incluida el agua, en periodos de duración variable. El agua pura no interrumpe el ayuno. Es también, uno de los medios más seguros para curar las enfermedades, no sólo las digestivas, sino especialmente las febriles. Los animales nos enseñan a ayunar, pues cuando están enfermos o heridos sólo consumen agua por varios días hasta que el apetito, que indica vuelta a la normalidad, los obliga a alimentarse nuevamente.

Como agente de curación deja descansar al organismo del diario trabajo digestivo para que la energía que gasta en la digestión actúe en la eliminación y purificación del organismo. Si la vida es resultado de este doble proceso, nutrición y eliminación, facilitando el primero se activará al segundo.

Por esta razón, el ayuno constituye el método más fácil y eficaz para purificar y limpiar el organismo facilitando así la solución de muchas dolencias tanto agudas como crónicas.

Una gran mayoría de problemas de salud que aquejan a nuestros organismos pudieran tener solución con el ayuno, básicamente porque nos desintoxican y, por consecuencia, corrigen el problema y, ¿por qué no?, valga decir que nos cura. Esto lo podemos ver en los animales irracionales, que se van a los extremos ya que con el ayuno se curan o se mueren.

SE CURAN O SE MUEREN

Hay varios ejemplos en el reino animal, pero el hombre es el único animal racional que aunque no tenga apetito y no sienta deseos de comer insiste en ello. Si, por ejemplo, una persona enferma rechaza los alimentos, por la necesidad que tiene su cuerpo de eliminar las toxinas que lo tienen en ese estado, los familiares lo instan a comer para tener fuerzas. Los animales nos muestran los métodos que tiene la naturaleza que nunca se equivoca.

Los animales en libertad utilizan su instinto para curarse, inclusive, los animales en cautiverio como los perros y los gatos soportarán los esfuerzos de sus amos para obligarlos a comer; siempre buscan un lugar apacible para descansar y ayunar. Las vacas consideradas como estúpidas, son bastante sensatas como para prescindir del alimento cuando están enfermas. Comentan algunos expertos que en algunas ocasiones llegan a trabar las mandíbulas cuando tratan de alimentarlas a fuerza.

Aquí en México no se sabe que los médicos alópatas recomienden el ayuno, y menos en los hospitales, o por lo menos se desconoce, ya que se le tiene mucho "respeto" porque existe la creencia de que el ayuno es un proceso de *inanición*; dicen que una persona que no come en diez días puede morir por falta de alimentos; pero se ha sabido de personas que en menos tiempo han muerto, pero no por el hecho de no comer, sino por el miedo y la angustia a no comer. Pero, qué nos dice Alain Saury de la inanición:

El *Ayuno* inicia con la omisión de la primera comida y termina con el regreso del hambre natural. Mientras que la *Inanición* comienza solamente con el regreso del hambre natural y concluye con la muerte. Donde termina uno, empieza la otra.

Mientras que este último proceso consume los tejidos sanos, adelgaza el cuerpo y agota la vitalidad, el primer proceso expulsa sólo las materias corrompidas y los tejidos adiposos inútiles, aumentando de este modo la energía, y confiriendo definitivamente al organismo esa armonía que llamamos salud. *Inanición* es pues, sinónimo de muerte, y *Ayuno* de vida.

Comentaba que el miedo al hambre les produce la muerte, lo mismo se ha sabido de personas que fallecieron cuando hicieron huelgas de hambre o protestaron por alguna razón; pero la muerte se presentó por la falta de limpieza y no de alimentos.

Ya vimos que el ayuno es la abstención total de alimentos tanto sólidos como líquidos y en algunos casos se incluye el agua.

Hay dos formas de hacer un ayuno: puede ser húmedo, tomando agua, o seco sin tomarla. Esto ya depende de cada individuo y de si existe o no la necesidad.

Muchas veces, no somos nosotros los que decidimos hacer un ayuno, es el propio organismo el que nos indica qué cosa hacer cuando enfermamos por medio de nuestras sensaciones o sentimientos, pero desgraciadamente estamos tan desconectados de nosotros mismos que es más fácil seguir las indicaciones del médico; por ejemplo, es muy común que una persona enferma no tenga apetito ni ganas de comer, pero la sugerencia del médico será que debe comer para resistir la enfermedad.

En el tema del jueves (**paso número 4**) hablábamos de la fiebre interna, ¿se acuerdan?, y ¿qué creen que sucede en un aparato digestivo afiebrado, que es el que presenta una persona enferma? Bueno pues esa fiebre interna la hemos mantenido todo el tiempo y la producimos con los alimentos procesados, los de origen animal y la mala masticación, por la prisa que tenemos todo el tiempo, por lo que el estómago nunca descansa y, ese motor, nuestro estómago, siempre está conectado; la temperatura es muy alta y lo que comemos fácilmente se echa a perder y casi no se aprovecha.

Ahora imaginen ustedes cuánta fiebre interna tendrá el aparato digestivo de una persona enferma, cuando su problema se deriva del aparato digestivo.

Vamos a utilizar, sólo por un instante, el sentido común. ¿Si quisiéramos apagar algo que se está quemando, ¿qué utilizaríamos para apagarlo?, ahora, usen su lógica, ¡es correcto!, agua; y, ¿qué pasaría si en vez de arrojarle agua le echáramos petróleo o gasolina, ustedes creen que se apagaría?, ¡claro que no se apaga!, eso arderá más y automáticamente subirá la temperatura.

Ahora pregunto: la temperatura o fiebre del estómago, ¿se apagaría si le echáramos comida (combustible) o si le echamos agua? Piensen por un momento qué sucede cuando llegamos a estar enfermos; lo que menos hacemos es dejar de comer pero, ¿si nos sobrealimentamos?, aumentará la fiebre interna y le restaremos capacidad a nuestro organismo para curarse; lo que hay que hacer es apagar ese fuego con agua (un ayuno, abstención de comida), o un ayuno parcial (comiendo alimentos crudos naturales), así nuestro sistema digestivo descansará sin digerir.

Un caso notable que demuestra cómo en la historia ordinaria de las enfermedades agudas el peligro de muerte por inanición es completamente remoto, es el de un soldado que estuvo en la guerra varios meses. Antes de enrolarse al ejército, este hombre pesaba 72 kilos; cuando fue licenciado después de la guerra y regresó a su hogar, tenía el estómago y los intestinos roídos por ulceraciones, de tal manera que no tenía, literalmente, más que los huesos y la piel.

No sobrevivió más de diez días, admirando a todo el mundo por la lucidez de su espíritu y hasta su última hora pudo razonar sobre problemas abstractos. Al morir su cuerpo pesaba 27 kilos. Al practicarle la autopsia se vio que el soldado no había digerido alimento durante los últimos cuatro meses. Lo que finalmente ocasionó la muerte del sujeto fue el gasto de sus tejidos y no la inanición.

Debemos saber qué es lo que sucede. El organismo se enfrenta a dos procesos muy importantes y debe tomar decisiones; por un lado, el cuerpo está enfermo y necesita curarse (proceso de limpieza), y por el otro, está recibiendo alimento y necesita digerirlo (proceso de digestión).

Lo primero que hará será digerir pues tiene la comida en el estómago. Una vez terminada la digestión empezará a curarse, siempre y cuando no reciba más comida, de lo contrario seguirá el proceso de la digestión. Pero sabemos que, dejar de comer, tal vez nunca suceda ya que se tiene mucho miedo a no comer; además, la recomendación será comer. Pero si dejáramos de comer, automáticamente empezaría el proceso de limpieza, eliminación y curación; eso favorecería a nuestro organismo, debido a que le estamos dando oportunidad y descanso para repararse.

En este mismo tema veíamos la preferencia del organismo cuando tiene que digerir. En cuanto empezamos a comer, automáticamente se suspende el proceso de limpieza y se inicia la digestión.

Y una vez terminada la digestión estomacal vuelve a empezar el proceso de eliminación, podemos decir que estos dos procesos, o mejor dicho, estas dos columnas son las que sostienen la salud en nuestro organismo: proceso de nutrición y proceso de eliminación o limpieza.

Cuando tengamos conocimiento y sepamos que el ayuno favorece la limpieza de nuestro organismo creo que, poco a poco, iremos perdiendo el miedo al hecho de no comer; la mayoría de la gente tiene miedo a hacer un ayuno porque piensa que éste le puede producir una úlcera en el estómago, y no es verdad. El ayuno no causa daño alguno y no produce ninguna enfermedad; pero lo que sí hace, es favorecer la limpieza del organismo y con ésta muchas veces se logra la recuperación total.

¿Cómo se purifica el organismo cuando una persona deja de comer? Este proceso es muy sencillo; en cuanto se suspende la alimentación la energía ya no se necesitará en el estómago, queda libre y, en ese momento, se activará el proceso de curación, ya que la sangre atacará directamente las mucosidades y las impurezas para eliminarlas por la orina, la defecación y la piel.

Veamos entonces, si el ayuno es una forma de limpieza podemos decir que en la práctica, es la mejor forma de darle descanso a nuestro aparato digestivo; bien sabemos que un descanso no perjudica a nadie y en cambio sí lo beneficia. A todos nos gusta descansar y podemos ver que en el transcurso de nuestra vida nunca, ¡pero nunca!, le hemos dado un buen descanso a nuestro aparato digestivo.

Desde el momento que empezamos a comer alimentos procesados, y esto sucede en nuestra infancia, el estómago empezó a trabajar de forma acelerada y no ha parado hasta ahora que están empezando este régimen de vida sana, ¡fíjense nada más!, ¿hace cuántos años fue eso?

Al momento de nacer, el alimento natural de todos los mamíferos, incluidos nosotros los seres humanos, es la leche materna, o sea que debemos mamar el alimento directamente de los senos de nuestra madre porque así es como lo manda la naturaleza, –no lo decidimos ni lo inventamos nosotros–.

En esa etapa de nuestra vida comíamos, digeríamos y en cuanto el estómago se desocupaba descansaba; luego volvía el hambre, avisábamos a mamá llorando y nos daba de comer nuevamente. Desde el primero y hasta los tres años nuestro sistema digestivo tenía forma de descansar; pero esto terminó en cuando empezamos a consumir comida procesada y/o de origen animal. Con esos productos nuestro estómago ya no pudo descansar jamás ya que, desde ese momento, lo que comíamos regularmente requería de mucho tiempo, esfuerzo, demasiada energía y varias horas para su digestión, por lo mismo, el estómago ha batallado cada vez más para poder realizar su trabajo y fue perdiendo las oportunidades de descansar.

Pero si esos productos los consumiéramos sólo una vez al día, o alguna que otra vez, bueno, quizá no tuviéramos tantos problemas digestivos, pero como los consumimos diariamente, y no sólo eso sino que algunas veces tres, quizá cinco o más veces en el día, durante todo el año y los años que tenemos de vida, es necesario saber que nuestro estómago nunca ha tenido tiempo de descansar.

Aquí en el Centro Naturista Daniel Arreola, estamos consumiendo básicamente alimento crudo, ligero, fácil de digerir y con abundantes nutrientes que nos llenan de vida; tal vez algunos de ustedes se den cuenta que, en cuanto empiezan con el régimen a base de frutas y no ayunando como mucha gente cree, piensan que eso no es comida porque no sienten la sensación de estar llenos; desde luego que no sólo es comida, pero no como la que estaban acostumbrados a comer sino que es un alimento muy completo que contiene muchos nutrientes y además por el hecho de estar crudo está vivo. Anteriormente lo que comíamos solamente era comida procesada (muerta) que nos satisfacía y nos inflamaba el estómago por la cantidad que comíamos pero no podíamos obtener vida de lo muerto; con muy pocos o escasos nutrientes que nos estaban originando el proceso de enfermedad.

Para comer alimentos vivos necesitamos consumirlos crudos y, de esa manera, vamos eliminando todo lo sucio que hay en el organismo; vamos cambiando y renovando nuestra sangre por medio de una alimentación sana.

Vemos entonces que el ayuno es una práctica que todo mundo puede hacer; sin embargo, vuelvo a repetir, que por el miedo que se le tiene es muy difícil hacerlo; ese es el principal problema. Otro puede ser que, si llega el médico a ver a una persona enferma y la ve débil, demacrada y tirada en la cama, lo más fácil es que le recomiende hasta una sobrealimentación para que pueda soportar la enfermedad y así recuperarse, de lo contrario puede morir; lógicamente la persona no quiere morirse y empezará a comer de acuerdo a esas indicaciones.

Es muy conveniente hacer esta aclaración: por el momento no es aconsejable hacer un ayuno, y no es porque no lo puedan hacer o no lo necesiten, por eso mismo la aclaración.

Están empezando a conocer algo que desconocían totalmente y es el hecho de comer, pero como se come aquí en el Centro Naturista Daniel Arreola; como esto se considera un aprendizaje, pues hay que aprenderlo bien, y una vez aprendido, entonces pueden dejar de comer. Pero mientras tanto no conviene hacer el ayuno.

¿Por qué?, porque primero es el número uno, que es aprender a comer, y después el número dos, que sería dejar de comer. Y de esta manera, poco a poquito, comiendo racional, consciente y sobriamente aprenderán, y se darán cuenta, qué cosa es el hambre; regularmente tenemos apetito y el apetito es el deseo de comer.

Pero, y ¿el hambre cómo es, será ese vacío del estómago?, realmente no la conocemos y, de esta manera, practicando ayunos regulares podremos conocerla, o tal vez, acordarnos cómo es.

¿Cuáles son nuestras necesidades básicas? Aclaremos primero ¿qué significa necesidad?

Es aquello sin lo cual es imposible vivir. La confusión que existe en la actualidad es tan grande que muy pocas personas pueden responder a esta pregunta tan sencilla sin antes ponerse a pensar la respuesta.

Y las necesidades básicas son las siguientes: *Respirar, Comer y beber, Dormir y Amar o creer.* Y como ninguno de nosotros ha sido educado e instruido a un nivel más elevado, no podemos tomar conciencia de esas llamadas necesidades, excepto cuando sentimos asfixia, hambre, insomnio o una soledad total.

LA RESPIRACIÓN

Para todos los seres humanos, sin excepción, la primera de sus necesidades es respirar; el aire es el primer alimento y el primer medicamento, ya que sin él no podríamos vivir. Sabemos que nuestro elemento es el aire como el agua lo es para el pez; esto ya lo vimos en el tema del jueves, sin aire no podemos vivir; si dejamos de respirar durante uno o dos minutos podemos morir.

Viendo esta situación nos damos cuenta que, desde hace mucho tiempo, en los hospitales se vienen practicando los nacimientos, podríamos decir, acelerados y rápidos, sin importar, ni tomar en cuenta, lo que un bebé sufre al nacer.

La prisa es lo que priva y en cuanto nace la criatura la toman de los pies, se le pone cabeza abajo y se le nalguea para que llore y así empiece a respirar; él no sabe hacerlo, nunca lo ha hecho y lo tiene que aprender pero, ¿por qué de ese modo?

Los antropoides usan otro método mucho más cariñoso y amable. El orangután madre toma a su hijo inmediatamente que lo expulsó de su vientre, muerde con los dientes el cordón umbilical y se acerca al bebé, como si fuera a besarlo, pero lo que hace es soplarle su propio aliento, en una especie de respiración boca a boca, para hacer que su cría comience a respirar.

Ese conocimiento lo tienen solamente los antropoides que viven en libertad. Los nacidos en los zoológicos, que no lo aprendieron de sus madre, no poseen esa maravillosa capacidad.

Los antropoides proceden de un modo mucho más tierno, como lo prueba el siguiente caso acontecido en la famosa residencia de monos *Orange Park,* en Florida: en la sección destinada a los chimpancés reinaba una desconsoladora situación. Unos momentos antes la hembra *Bess* había traído al mundo un hijo. El veterinario había comenzado ya a cortar el cordón umbilical. Pero la pequeña criatura no respiraba. Quedaban sólo unos segundos para decidir entre la vida y la muerte.

Con la mayor prisa, el veterinario echó mano del aparato de oxígeno. Pero cuando la madre vio aquel monstruoso y ruidoso aparato, saltó furiosa, interpretando erróneamente aquello como una terrible amenaza para su hijo, y tiró el aparato al suelo. Con ello pareció como si se hubiera sellado el trágico destino del pequeño chimpancé.

En ese momento, la madre se inclinó protectoramente hacia su hijo. En principio pareció afectada por una gran sorpresa. ¡El momento en que despertaba en ella el instinto maternal! Pareció como si quisiera besar en la boca a su hijo. Pero se trataba de algo más que un beso. El veterinario, que estaba inmóvil, sin saber qué hacer, no podía creer lo que veía: *Bess* comenzó a realizar con su hijo una auténtica respiración de boca a boca... que prolongó hasta que la criatura comenzó a respirar por sí misma. La chimpancé salvó la vida a su hijo actuando de manera tan hábil y adecuada como si hubiera tomado con anterioridad un curso de primeros auxilios.

El profesor Robert M. Yerkes, director de la residencia, informó de esa hazaña materna que parece casi de todo punto increíble en un animal. A continuación pudo observar que esa respiración, boca a boca, la realizaban no sólo los chimpancés, sino también los orangutanes. Y que los animales que dominaban esa técnica eran hembras que habían sido llevadas a aquella estación directo desde la selva. Ese conocimiento sorprendente lo aprendían de sus madres en la jungla. Las habitantes del zoológico olvidaban esos conocimientos con mucha rapidez.

Con estos ejemplos, podemos conocer los métodos que usan los irracionales para ayudar a nacer a sus crías, cómo y en qué momento les cortan el cordón umbilical, totalmente diferente al nuestro: ¡Qué inteligencia!

El médico francés profesor Frédérik Leboyer, que propaga el llamado "parto suave", defiende el siguiente punto de vista:

"Si el cordón umbilical se corta inmediatamente después del nacimiento, como se hace en la actualidad en las clínicas de maternidad, o después de pasados algunos minutos, como es el caso de muchos animales, tiene un efecto diferente en la forma y el modo en que se inicia la respiración.

Si se corta de inmediato, en el cerebro del niño se presenta de repente una falta de oxígeno. Se pone en marcha el sistema de alarma hormonal y el organismo reacciona con pánico. Al comienzo de su vida, el niño se enfrenta ya con la muerte."

El profesor Fritz Dieterlen, estudiando el ejemplo del ratón espinoso, describe minuciosamente cómo los animales resuelven el problema del corte del cordón umbilical. La mayor parte de los ratoncillos permanecen unidos a la madre por el cordón umbilical durante unos siete a ocho minutos. Muchas veces el primer nacido sigue todavía pendiente del cordón cuando ya está naciendo el segundo.

La madre, o la hembra que la ayuda en el parto, procede antes a lamer con todo cuidado la bolsa embrional que envuelve el cuerpo del ratoncillo, comenzando por la cabeza, y esto requiere tiempo.

Sólo después de que el ratón está completamente limpio, la madre efectúa el primer corte del cordón umbilical, y no cerca del vientre de la cría, ni siquiera en la mitad del cordón, sino hasta muy cerca de su abertura sexual. Es decir que una gran parte del cordón umbilical sigue colgando del ratoncito durante bastante tiempo.

Sólo después de que ha terminado el parto de toda la camada y la madre ha descabezado un breve sueño reparador, realiza el segundo corte. Toma el cordón con los dientes por el extremo libre y se lo va comiendo en dirección al cuerpo de la cría, y no lo hace suavemente, sino tirando de él como si se tratara de una goma. Esto es muy importante, pues hace que se contraigan los músculos de cierre de la vena umbilical, que impulsa la sangre para que regrese al cuerpo del recién nacido y permite que el ombligo se cierre. Así, la pérdida de sangre es mínima.

Otra pregunta interesante: ¿en qué punto acaba la madre de comerse el cordón umbilical? Si el investigador observa de cerca la operación, generalmente se asusta y reacciona con agresión, que no dirige contra el observador que perturba su paz, sino que despierta en ella incontrolados movimientos de satisfacción del instinto de comer. Es decir, se sigue comiendo el cordón y cuando llega al cuerpo de su cría también se la come.

En circunstancias normales, cuando no es perturbada ni asustada por el observador, la madre cesa de comerse el cordón en el mismo momento en que los pelos táctiles de su hocico encuentran la menor resistencia. En ese momento, ante esa "señal", lo corta de un bocad. Si por casualidad existe un obstáculo cualquiera, como por ejemplo, una piedrecilla en el nido de la camada y ésta roza con el hocico mientras se está comiendo el cordón, aunque el roce sea muy suave, termina de comer exactamente en ese momento y lugar y corta allí el cordón.

Si en general vemos que la mayor parte de los mamíferos se toma bastante tiempo para cortar el cordón umbilical, pese a que el bocado que lo corta de modo definitivo sólo dura una fracción de segundo y sólo lo hace después de que la cría está completamente limpia de la bolsa embrional, operación que hizo despacio y con toda calma, sin preocuparse durante este tiempo en absoluto del cordón, es por una razón importante: para proteger al recién nacido de un *shock* psíquico.

El profesor Leboyer cree que esto debe ser tomado en consideración en nuestras clínicas de maternidad por médicos y enfermeras en vez de seguir en la práctica el principio de un trabajo manual racionalizado. Para comparar, ya vimos cómo traen al mundo a sus hijos una orangután o una chimpancé. Estos animales se enfrentan al mismo problema que los seres humanos: ¿cómo iniciar la respiración externa del recién nacido? Pero lo resuelven de un modo distinto a nosotros. En nuestras clínicas el niño viene al mundo saliendo desde el vientre de la madre. Éste es su primer *shock*.

De inmediato se le corta el cordón umbilical con lo que se le somete al segundo *shock*. Finalmente se le coge por los pies, se mantiene cabeza abajo y recibe un par de palmadas fuertes, casi como azotes, en el trasero. Éste es su tercer *shock*. Como es natural grita y empieza a respirar. La famosa médica y pedagoga Maria Montessori criticó así ese sistema en el año 1909: "¿Es que no sabemos dar al niño un recibimiento más amable y cariñoso?"

Como vemos en estos ejemplos, los animales en cautiverio no sólo pierden su libertad sino el conocimiento de esas prácticas, ¡lo que es el cautiverio! Mucho de eso es lo que nos pasa a los seres humanos: "perdemos la libertad", vivimos en una civilización regida por leyes, costumbres y no por lo que creemos o experimentamos, sino por lo que otros han practicado o vivido, sino también por la imposición de sus leyes, sus normas, sus criterios, sus dictaduras y por sus enseñanzas, que no importa qué tan antiguas o arcaicas sean, eso es lo que hace una madre cuando va a dar a luz a su bebé.

Si en el hospital le dicen: tenemos que anestesiarla, ¡pues anestésienme!; que hay que abrirle el vientre, ¡pues ábranlo!, ¿por qué las madres ya no dan a luz naturalmente? Qué nos dice el diccionario de *Microsoft Encarta* respecto a la

Cesárea, intervención quirúrgica que consiste en extraer el feto a través de una incisión en la pared abdominal y el útero. Esta intervención se ha venido realizando desde la antigüedad para **salvar la vida del feto en situaciones en que la madre había muerto o estaba agonizante.** Según la tradición, el político y militar romano Cayo Julio César vino al mundo de esta manera, de ahí el nombre de cesárea.

En el derecho romano *Esta intervención sólo podía realizarse cuando la madre había fallecido antes del parto,* lo que cuestiona la veracidad de la tradición, ya que se sabe que la madre de Julio César vivió todavía mucho después del nacimiento de éste. La primera cesárea realizada a una mujer viva de la que se tenga noticia fue realizada en 1610. Debido a la alta mortalidad de la intervención, no se generalizó hasta que a finales del siglo xix el desarrollo de las técnicas quirúrgicas y antisépticas redujo sus riesgos.

En la actualidad, se realizan cesáreas cuando el tamaño del canal del parto *es demasiado pequeño para permitirle el paso a éste, o cuando en el transcurso del parto aparecen determinadas complicaciones como hemorragias en la parturienta, sufrimiento fetal (falta de oxígeno al feto), presentaciones anómalas (es decir, cuando el feto se encuentra en una posición inhabitual), o dificultad en la dilatación del cérvix.*

A partir de la década de 1970, el número de nacimientos por cesárea se incrementó de forma considerable, pero en 1989 se llegó a la conclusión de que muchas de las cesáreas realizadas eran innecesarias.

Por ejemplo se desmintió el concepto erróneo de que una mujer a la que se había practicado una cesárea no podía tener en lo sucesivo partos por vía natural debido al riesgo de rotura uterina. Aun con las condiciones quirúrgicas modernas, la mortalidad materna asociada a la cesárea es tres veces superior a la de un parto natural, por lo que esta intervención se restringe cada vez más.

¿No tendremos alguna semejanza con los antropoides?, y si es así, ¿por qué o a qué se debe ese miedo?, ¿piensan que la naturaleza ya no funciona como antes? Éstas son sólo algunas de las muchas interrogantes que podríamos hacernos...

Se sabe de casos en los que, por ejemplo, ha habido niños que mueren en el vientre materno o cuando nacen, pero no es porque no estén preparados para nacer, simple y sencillamente, hubo algo en ese organismo, o en el de la madre que falló, que no estuvo en condiciones para el nuevo bebé, o quizá fue deficiente la alimentación, o la madre fumó, o usó drogas o medicamentos que le intoxicaron; en fin hay tantas cosas que pueden afectar a la criatura que ésta no está lista para vivir y, por lo mismo, la naturaleza no la acepta en esas condiciones; éstas no son disposiciones nuestras son leyes naturales.

Volviendo al tema del aire y la respiración, cuando nace un bebé qué bueno fuera y se le diera el trato y la atención que merece ése ser inocente y desprotegido que viene al mundo. Se sabe que en algunos hospitales de Europa ya se está practicando este sistema. Están volviendo nuevamente a los cuidados de antes y eran que, cuando nacía un bebé antes de cortarle el cordón umbilical, se le entregaba a la madre; ésta lo ponía sobre su costado izquierdo para que identificara los latidos de su corazón y el cordón no se le cortaba sino hasta que el bebé aprendiera a respirar por sí mismo. Yo creo que por eso ninguno de nosotros sabemos respirar, pues a una gran mayoría, se le ve respirando con la boca abierta, utilizando sólo un 20 a 25% de la capacidad de sus pulmones y el resto se está deteriorando por falta de uso, ¡fíjense qué desperdicio! Pero veamos, ¿por qué sucede eso?, bueno como veíamos anteriormente es un trauma que ya traemos desde el nacimiento.

Qué padre fuera que las futuras madres practicaran el parto natural, sin anestesia, sin sueros ni cesáreas; desde luego que de esta forma existe un momento crítico, de aproximadamente 30 a 45 minutos, en el cual el bebé absorbe el oxígeno y todos los nutrientes del cordón umbilical, y si en ese lapso no respira es, precisamente en ese momento, cuando se le podría ayudar dándole respiración de boca a boca o como fuera necesario, como ya vimos en el ejemplo que nos ponen los animales "irracionales"; pero, ¿cómo es posible que esto sólo lo practiquen ellos?; sería conveniente mejorar o cambiar la costumbre de las nalgadas en los nacimientos humanos, porque lo que es en los animales eso nunca lo veremos.

¿Saben por qué?, porque son muy inteligentes, y el *instinto* no les permite equivocarse; ahora, es obligada la siguiente pregunta: ¿cómo es posible que funcione mejor que la *razón*?, y también, ¿cómo es posible que funcione mejor el instinto de los animales que no estudian, ni tienen médicos, hospitales, universidades y, menos todavía, organizaciones que les digan qué hacer en esos momentos críticos, y los seres humanos, los racionales, lo desconozcamos?

Bueno todo esto se debe al miedo que priva en la gente; en esta actualidad tan estresante, pienso que ése es el problema. Cuando nos demos cuenta de la importancia que le hemos dado a la medicina, tal vez empecemos a reaccionar mejor, pues la medicina no lo es todo. ¿Por qué nos hemos olvidado de la naturaleza, nuestra naturaleza? No dudo que la medicina sea importante y necesaria en algunos casos, como decía don Manuel Lezaeta; sólo en casos de guerra, catástrofes o accidentes es cuando es necesaria y aplicable ¡pero no en todos!

Sin embargo, el miedo y la preocupación siempre nos han dominado, bueno pues, ¿qué le vamos hacer? Entonces vean, la primera de las necesidades básicas en el ser humano y la importancia que tiene el aire, como alimento y como medicamento. Comentaré a continuación la segunda de nuestras necesidades básicas que es:

COMER

La segunda de estas necesidades es comer y beber. ¿Cómo podríamos darnos cuenta de ellas si nunca hemos dejado de comer y menos de beber?, y por lo mismo, no sabemos de la importancia del hambre. Y el ayuno es, precisamente, el medio que nos puede ayudar a conocer esa necesidad, y no el hecho de sentir vacío el estómago como se siente al empezar a comer fruta los tres primeros días de régimen natural; no, ése es un simple vacío en el estómago y no es hambre.

Es muy común escuchar, comemos fruta y la fruta no es alimento, o sea, que no llena como una Coca cola y un pan, pero sí se digiere y en una o dos horas ya se siente un vacío en el estómago, y eso es lo que confundimos con el hambre

Lo que pasa es que estamos acostumbrados a tener la barriga llena y teniendo la barriga llena pues ya no hay hambre; sin embargo, aunque estemos satisfechos y tengamos la barriga llena, ¿a poco no seguimos comiendo?, por esa razón no sabemos qué cosa es el hambre y la desconocemos totalmente. Para aprenderla a conocer, pues necesitaríamos dejar de comer, y el tema de hoy, que es el ayuno, nos ayudaría a conocer el hambre.

Mucha gente tiene miedo a no comer porque existe la creencia de que puede salir una úlcera en el estómago, y no es verdad. Si estamos comiendo carne, sin ser carnívoros, ésa puede ser una de las razones por la que al obligar a nuestro estómago a digerir algo que contiene mucha proteína, generando un flujo muy importante de jugos gástricos, se puedan afectar nuestras digestiones y hacernos la úlcera. El siguiente ejemplo, desde luego, en la vida animal nos dará un poco de luz para quitarnos esa idea errónea con respecto a dicho padecimiento. Los elefantes marinos:

> Son animales muy grandes que pesan de dos a cuatro toneladas; en la época de apareamiento, y cuando las hembras dan a luz, ayunan de tres a cuatro meses. A principios de diciembre empiezan a llegar a las Islas de Navidad y Año Nuevo en Baja California. Se les ve llenos de vida, fuertes y musculosos.
>
> Los machos empiezan a buscar hembras jóvenes que ya están listas para aparearse y forman su harem. En las islas no cuentan con alimentos, ya que son animales marinos y desde que salen del mar empiezan su ayuno. Los machos pelean entre ellos para tener más hembras; pero sólo los que están en edad lo hacen, los muy jóvenes no participan en la procreación.
>
> Las hembras empiezan a dar a luz y alimentan a sus crías hasta por un mes. Ellas tampoco tienen nada qué comer. Las crías igualmente, sólo se amamantan durante un mes. Cuando llega la época de volver al mar, esto sucede a finales de marzo o principios de abril, se ven demasiado flacos

por el ayuno, a comparación de cuando llegaron a la isla y saliendo del mar; es entonces que vuelven a probar alimento.

Tanto los machos, como las hembras tienen que ayunar alrededor de tres meses, y las crías, uno a dos; no se mueren de hambre, no están desesperados por comer y tampoco les salen úlceras. Son alrededor de 90 a 120 días sin probar alimento.

BEBER AGUA

Después de comer, beber es la siguiente necesidad. ¿Cómo darnos cuenta de la importancia que tiene el agua en nuestra vida, si nunca dejamos de beberla? La tomamos sin tener sed y por diferentes razones, para bajar de peso o para que se limpien los riñones.

Éstas son verdades a medias, pero debemos saber que el agua es vital para la vida ya que nuestro cuerpo, en su gran mayoría, está compuesto por líquidos, entonces es bueno darle paso a la sed para conocer esta necesidad.

Una cosa es segura: cuanta menos agua obtenga de los alimentos, más tendrá que beber. La frecuencia de la sed se relaciona directamente con la cantidad de agua presente en los alimentos. Cuando se ha eliminado el agua de ellos a través de la elaboración o el cocinado, es evidente que deberá compensar la falta bebiendo.

Sin duda ésta es la razón por la que algún día nació la absurda idea de que es preciso tomar como mínimo ocho vasos de agua al día.

¿Qué hay que tomarla?, desde luego que sí, pero no ocho vasos al día; algunas personas tal vez necesiten tomar más pero otras quizá menos; nuestra Naturaleza no dicta ni pide medidas, tomemos la que sea necesaria y quitémonos de miedos.

Tal vez sirva mi experiencia: cuando corría en las mañanas empezaba a las cuatro, trotaba 10 kilómetros en 50 minutos y regresaba a trabajar, sin tomar un solo vaso de agua; sudaba como no se imaginan. Otro ejemplo, los nómadas de Kalahari: vean la diferencia entre tener y no agua. Cada campamento se instala junto a un pozo y alcanza su mayor tamaño en la época de lluvias, dividiéndose luego en comunidades de hasta solo una familia en los periodos de sequía. En tales ocasiones, las únicas fuentes de humedad se reducen a veces a los líquidos de un animal recién muerto y al zumo de melón.

Otras veces escarban en la arena alrededor de un metro y de allí sacan el agua, se ve sucia y la guardan en sus bules, sólo la toman cuando realmente la necesitan; conste que no está purificada ni transparente, pero así la toman, y ¿saben qué?, no les hace daño ya que esa información no les ha llegado.

Qué rara es la Naturaleza por allá, ¿no lo creen? Y con el agua que toman es suficiente para cubrir sus necesidades, sin tomar en cuenta los ocho vasos, que a lo mejor ni los conocen. Entonces, ¿es recomendable tomar agua?, desde luego que sí, pero cuando el cuerpo la necesite y no "porque dicen" que hay que tomarla, ya es tiempo de terminar con esa información y sus prejuicios.

Qué pena que algunas generaciones, incluidos nosotros, y las venideras ya estén educadas para tomar mínimo ocho vasos de agua al día. Basta con observar a nuestro alrededor y lo comprobaremos; casi todo mundo trae consigo su botella de agua. Imaginen a los nómadas que acabo de mencionarles, que un buen día llegara una de nuestras eminencias de salud y les dijera: "Para estar sanos hay que comer carne, leche, huevos, pescado y tomar ocho vasos de agua al día, de lo contrario enfermarán."

Y qué tal si se lo creyeran, pues pobre gente, tal vez morirían de angustia tan sólo de pensar dónde y cómo podrían conseguir esos productos, y ¿creen ustedes que en el desierto fuera posible seguir esas recomendaciones?, para nada y, sin embargo, son personas saludables que tienen una dentadura blanquísima, son caminadores y corredores natos, pues persiguen a sus presas hasta 15 millas; las mujeres dan a luz y ¡¡amamantan a sus bebés hasta los cinco años de edad!, esos periodos de lactancia suponen una contribución importante al control de la natalidad entre ellos. El periodo medio de lactancia dura tres años y durante ese tiempo cesa la fertilidad, y ¿por qué en nuestra civilización algunas mujeres se embarazan aunque estén lactando? Allá no falla y aquí sí, ¿por qué será? Además, no se descalcifican, viven muy saludables y ni siquiera saben lo que es un dolor de barriga, ¿cómo la ven?, ¿será posible tanta belleza?

Un exceso de agua moderado no suele tener ninguna importancia, pero beber en demasía satura los tejidos, diluye los fluidos y obstaculiza la función celular. Esa saturación de los tejidos también reduce la capacidad de la sangre para absorber y transportar oxígeno. Uno suda más cuando bebe más y esta transpiración excesiva es enervante.

La observación demuestra que quienes más beben, tanto más padecen de calor en verano. Se podría pensar que beben más porque el calor les produce mucha sed. No obstante, cuando beben menos el sudor disminuye, lo cual demuestra que es el exceso de bebida, no el calor, el principal responsable del sudor.

Muchas veces la "sed" experimentada por quienes beben grandes cantidades de agua no es una verdadera necesidad fisiológica de agua. La sed tiene sus causas en la sal, las especias, los alimentos grasos, los muy elaborados y cocinados o los que tienen un bajo contenido de agua. Uno puede tomar cinco litros de agua sin apagar la sed producida por esas sustancias.

Beber demasiado es tan perjudicial como comer en exceso. Beber algo tan inocuo como el agua no parece alarmante, pero no hay duda de que encierra ciertos peligros. Se ha observado que los huevos fertilizados de algunos animales marinos, sumergidos en agua del grifo, aumentaban de peso hasta mil veces. Ese crecimiento no es normal y las células formadas bajo esas condiciones son deficientes y débiles. Una excesiva saturación de plantas sumergidas en agua las debilita e incluso las mata.

El exceso de agua produce una vegetación acuosa inferior, mientras que permanecer prolongadamente en agua mata a la mayor parte de la vegetación con tanta seguridad como la sequía. No se gana nada bebiendo agua en exceso. *No existe ninguna buena razón por la que hayamos de tomar determinado número de vasos de agua al día,* sólo porque alguien ha decidido de manera arbitraria que eso es lo que todo el mundo necesita.

Se aconseja al público que beba esas cantidades diarias sin tener en cuenta las necesidades individuales o las exigencias instintivas de cada individuo. Se les aconseja que beban aunque no tengan sed y que cultiven el hábito de tomar un vaso de agua a intervalos regulares. Beber por rutina es tan inútil, como comer por el mismo motivo. ¿Por qué tenemos que beber si no estamos sedientos? ¿Acaso es más apropiado que comer si uno no tiene hambre?

Así pues, ¿cuánto deberíamos beber? ¿Cuánto deberíamos comer, respirar o dormir? Tanto como nos pida la Naturaleza y esto dependerá de su estilo de vida individual, el carácter de los alimentos ingeridos, el clima y la actividad física, preste atención a las señales de su cuerpo y sintonizará con sus necesidades. Los hábitos de salud más dignos de alabanza son los que surgen de esa armonía con su cuerpo.

Como les comenté, duré varios años corriendo 10 kilómetros todas las mañanas pero los sábados corría 22. Éstos los corría en dos horas, de las nueve a las 11 de la mañana y a pleno sol; nunca tomé agua en el transcurso de ese tiempo; al terminar me metía a un río y allí me acostaba, tomaba agua cuando me secaba y después de vestirme, siempre en su momento; nunca después de correr y jamás me deshidraté. Hoy vemos qué gran negocio es la venta de agua. Bueno, veamos la siguiente necesidad que es:

DESCANSAR Y DORMIR

El descanso es la tercera necesidad básica, pero, ¿qué es lo que pasa cuando tenemos que descansar?

En la actualidad, la noche se ha convertido en un tormento para muchos seres humanos. Les cuesta trabajo conciliar el sueño aun después de pasada la media noche. Se pasan horas y horas dando vueltas en la cama y si consiguen dormirse, es para despertarse en seguida a causa de espantosas pesadillas. Si alguien les dice algo, se desata en ellos un odio tal que limita con la manía persecutoria. Se siente atenazado por la angustia existencial y a la mañana siguiente, deja la almohada como fantasma cansado, incapaz de cualquier reflexión seria o acto creativo. El dormir mal se ha vuelto el azote de la humanidad.

Con demasiada facilidad nos sentimos inclinados a considerar estas alteraciones del sueño como algo antinatural, y culpamos de ello al estrés de nuestra jornada cotidiana en esta sociedad de consumo y competencia, o a un estado nervioso provocado por la película que vimos en el cine o en la televisión antes de ir a la cama. O a nuestro ritmo existencial, contrario al ritmo natural de vigilia y sueño desde que se inventó la iluminación artificial.

Es posible que esto sea, en cierto modo, correcto. Pero ¿debemos considerar que un dormir largo, sin interrupciones y recuperador, es algo "completamente natural"? ¿Cómo duermen las criaturas de la naturaleza, los animales en libertad?

Los babuinos de la sabana del Este de Africa saben mejor la respuesta. La noche es el tiempo de ser devorado. La serpiente pitón gigante se desliza, invisible y silenciosa en la oscuridad, hasta alcanzar el árbol en el que descansan; se arrastra el leopardo o vuela majestuosamente el búho azul. Así, al llegar las tinieblas de la noche, el frío del terror penetra en los huesos de los monos. Toda la horda, compuesta de unas cuarenta cabezas, se coloca, si es posible, sobre el mismo árbol. Se sientan muy juntos entre sí, sobre sus traseros pelados y rojizos lo suficientemente amplios como para permitirles dormir sentados.

Temen tanto quedarse dormidos que durante horas discuten entre sí, gruñen y rumorean antes de que, por fin, se quedan en los brazos de Morfeo. Pero, como presa de terribles pesadillas, de vez en cuando alguno se yergue asustado o de repente empieza a gritar, sin razón aparente que lo justifique, como si hubiese visto un fantasma. Sólo a la mañana siguiente, ya tarde, cuando el sol hace rato que brilla en el cielo, se levantan pesadamente y empiezan a encontrarse poco a poco a sí mismos, aunque durante algún tiempo aún sigan gruñones y molidos.

Mientras más elevado es el lugar que ocupa en la jerarquía de la horda, más larga y profundamente duerme un babuino anubis. El jefe supremo duerme a pierna suelta en las ramas más altas del árbol con la agradable sensación de que en caso de ataque no será él el cazado, sino uno de sus subordinados que ocupan las ramas más bajas, los "pisos bajos" de su alojamiento nocturno.

¿Significa eso que el dormir bien no sea una bendición para los babuinos? Claro que lo es. Y a ella, incluso, se sacrifican las vidas de algunos componentes de la horda. Pero la cuestión puede examinarse desde un distinto ángulo.

Las exigencias mentales a que se ve sometido un jefe de horda son tan enormes que sólo podrá llevarlas a buen fin si se encuentra en un perfecto estado de salud y claridad mental y no se levanta con la cabeza pesada. En este último caso, la vida de la comunidad estaría en peligro. El tesoro de la experiencia acumulada por los animales viejos sólo podrá ser utilizado si se dispone de una mente despierta y en plena forma.

Esta posibilidad de dormir con relativa tranquilidad, ofreciendo a sus congéneres de baja ordenación jerárquica como presa más asequible a sus enemigos nocturnos, para que así el jefe se conserve en condiciones de dirigir a la horda, no se da en otros animales que, contrariamente a los babuinos, no pueden subirse a los árboles.

Antes de acostarse a dormir mucha gente toma somníferos, pastillas, medicamentos, e incluso tesitos, esto quiere decir que a fuerza tiene que dormir y por lo mismo, no saben la importancia que tiene el descanso en su vida. Para esto es bueno dejar que pase el tiempo, no tomar ningún medicamento ya que sólo el propio cuerpo es el único que sabe cuándo es conveniente dormir o simplemente descansar, no aceptamos el hecho de acostarnos a descansar aunque no durmamos y levantarnos a la mañana siguiente como si hubiéramos dormido plácidamente.

A fuerza queremos dormir sin importar la forma y las condiciones en que lo hagamos, ¡tenemos que dormir ocho horas! Veamos qué es lo que nos dice el doctor Abraham Weinberg de la Clínica Morton Prince para Hipnoterapia al respecto:

A pesar de toda nuestra tecnología y de las investigaciones científicas tan avanzadas, no se ha establecido ningún tiempo "normal" para dormir. Nadie sabe con certeza qué cosa es el sueño, para qué sirve o si es realmente necesario. El estado del sueño es una condición personalizada, que varía en el mismo individuo en diferentes épocas de su vida, dependiendo de las necesidades mentales y físicas existentes.

En la actualidad, se ha empezado a dudar de la necesidad de dormir, que antes se consideraba como un instinto básico. Los instintos son impulsos de supervivencia y sin embargo, se ha observado que ciertas personas pueden sobrevivir durmiendo poco o nada, sin que, en apariencia, haya una secuela traumática permanente para el cuerpo o la mente.

La evidencia clínica parece implicar que no es la cantidad de sueño sino la calidad, lo que tranquiliza y restaura.

Uno de los mitos más conocidos, además de nocivos acerca del sueño, es decir que todos necesitamos dormir ocho horas cada noche. No existe una duración normal para el sueño, para ninguna persona sean niños o adultos, la Naturaleza no maneja horarios, sí tiene sus ritmos circadianos (del latín *circa*, "alrededor" y *dies*, "día") pero las ocho horas de sueño es un mito. A ver qué dicen de estas dos máximas acerca del sueño (éstas no hablan de ocho horas):

"Seis horas para el hombre, siete para la mujer, ocho horas para el tonto", y "la Naturaleza exige cinco, la costumbre siete, la pereza nueve y la maldad once".

Amar o creer

Y por último, la cuarta de estas necesidades básicas que es amar o creer en algo o en alguien.

El yoga es una práctica saludable que nos puede ayudar a tomar *conciencia de la respiración*. Los ayunos secos o húmedos nos hacen conocer el hambre verdadera, ésa que no está unida a las costumbres, a la saciedad y a las angustias ficticias.

Si rechazamos el narcótico que proporcionan los tranquilizantes, el insomnio puede muy bien procurarnos un sueño realmente reparador si aceptamos asumir la reflexión que ese insomnio nos presenta.

La pérdida de un ser que ignorábamos nos era querido hasta ese momento irremediable, o una relación frustrada, "decepcionada", pueden devolvernos con toda crudeza a nuestra soledad irreal y conducirnos hacia la verdadera soledad, ésa que está habitada de modo absoluto por el amor verdadero, el olvido y el darse uno mismo y donde ya no hay más egoísmo.

Y todos los que se entreguen profundamente a la ascesis que reclama la comprensión de nuestras tres primeras necesidades básicas pueden, de hecho, estar mucho tiempo sin beber y sin comer, pero no pueden permanecer ya un solo instante sin amor, el alimento primero y esencial, el que damos o recibimos.

Bueno, ya vimos cuáles son esas necesidades básicas; vamos a continuar nuestro tema con las siguientes preguntas. ¿Cuando comemos y bebemos lo hacemos por necesidad, por costumbre o educación?; nos han educado también para dormir ocho horas, y, ¿qué pasa si no dormimos las ocho horas?, tomamos una pastilla para hacerlo; ¿por qué nunca nos hemos cuestionado la razón de por qué no podemos dormir? Si el cuerpo no está cansado, ¿por qué a fuerza tiene que descansar?; es mejor hacer algo en el día para cansarnos. En cierta ocasión, mientras daba la plática, precisamente relacionada con el descanso, se levantó una señora muy molesta, y dijo:

"Es que ya tengo una semana sin dormir", le pregunté: ¿a qué hora se acostó?, a las ocho y media, le pedí a la chica me pusiera el barro pronto para dormirme; me desperté a las 12, me quité el barro y me dormí hasta las tres; me dormí otro rato y desperté cuando llegó la chica a las cuatro de la mañana.

Bueno, ahora escúcheme, por favor. Se acostó a las 8:30, supongamos que se durmió a las 9:00 de la noche y despertó a las 12:00 para quitarse el barro, esto quiere decir que durmió tres horas y si se volvió a dormir a las 12:30 y despertó a las 3:00 pensemos que durmió dos horas más, pero se volvió a dormir, durmió sólo media hora; sumando todos esos intervalos alcanzó a dormir cinco horas y media.

Ahora no entiendo por qué dice que no durmió. Hay, ¡pues es que no dormí las ocho horas que nos recomiendan! ¿Se dan cuenta en dónde está el problema?, en el hecho de no aceptar que durmió a intervalos, y no es que no haya dormido, sí durmió pero así no le gusta dormir.

Imagine, ¿qué pasaría si usted fuera con el médico y le dijera que lleva una semana, un mes o un año sin dormir?, pues lógicamente que le recomendaría un somnífero para que durmiera, o sea, drógate para que duermas. Pero si no estoy durmiendo como yo quiero, ¿por qué no acepto el hecho de dormir aunque sea poco y buscar una solución natural? Mi cuerpo descansa solamente para recuperarse de lo cansado que está y punto, él no entiende eso de las ocho horas; ¿qué debo hacer para dormir un poco más? Para empezar:

Acostumbre a su cuerpo a un horario y sígalo con regularidad, ese horario sincronizará el sueño con los ritmos naturales de su cuerpo y con los diversos procesos metabólicos que se continúan toda la noche. Haga una rutina para dormir y sígala fielmente cada noche, simplemente es un ejercicio de condicionamiento, no muy diferente de apegarse a un horario regular para dormir: la rutina fija un patrón mental que sugiere el sueño, igual que las horas determinadas para dormir "regulan el reloj metabólico del cuerpo".

Haga ejercicio diariamente, se sabe de la recomendación de que un buen ejercicio todos los días equivale a una buena noche de sueño. No se acueste sin haber comido algo ya que existe una relación entre la cantidad de alimento en el estómago y la calidad del sueño. Evite las bebidas que contienen cafeína.

Nunca se acueste después de haber tenido una discusión, un altercado desagradable y menos aun preocupado. Procure leer, rezar, platicar o ver televisión antes de irse a la cama, ya que eso distraerá su atención hacia el descanso y el sueño. Por lo mismo, nunca haga ejercicio en la noche, hágalo en las mañanas.

También puede recurrir a las frotaciones de agua fría; si el motivo es el calor en su habitación use el ventilador y báñese con agua fría; caminar descalzo en el pasto o piso frío es de gran ayuda; tomar un tesito de tila para relajarse; ponerse una compresa de agua fría en la columna vertebral; todo esto le puede ayudar a relajarse, pero saque de su cabeza, eso que tanto le inquieta y decida descansar. ¡Pero nunca insista en dormir, ni se pelee con la almohada y menos tome píldoras para dormir!

Una persona no puede aguantar mucho tiempo sin dormir, tal vez por la misma alteración de su sistema nervioso no se de cuenta que duerme; han hecho estudios en personas para ver cuánto tiempo aguantan sin dormir, no las dejan ni cabecear y no duran más de cinco días cuando caen dormidos. Imagínense, tengo un amigo que dice tiene 30 años sin dormir, ¿ustedes creen?, ¿verdad que no es posible?, ¡claro que no!, habría muerto después de cinco a seis días sin dormir. Aunque también hay personas creativas que consideran una pérdida de tiempo el dormir.

Bueno, entonces el ayuno es una práctica que cualquier persona puede hacer, esto desde luego sería conveniente, pero no ahora, sino en un futuro cuando alguno de ustedes vuelva a tener una crisis curativa, de limpieza o enfermedad, entonces, tal vez fuera el momento oportuno para empezar a practicar un ayuno.

El ayuno es muy fácil de hacerlo, no hay que pensar en que no vamos a comer, sino más bien en que vamos a dar un descanso a nuestro aparato digestivo. Si enfermamos podemos darnos cuenta si hay necesidad de comer y, si no pues no comer, así de fácil. Diariamente ayunamos porque cenamos a las ocho de la noche y ya no comemos sino hasta las ocho de la mañana siguiente, éstas son 12 horas de ayuno en las cuales no se consume absolutamente nada. Habrá quien despierte en la noche y tome agua, pero no come, ¿verdad?

¿CÓMO EMPEZAR UN AYUNO?

Como vimos anteriormente llevamos doce horas de ayuno y, si al levantarnos no sentimos apetito todavía, es que mi cuerpo me está mandando avisos; a esa hora mi organismo está llevando a cabo el proceso de eliminación, y por lo mismo no siento hambre. Si le hago caso a mi cuerpo, veré otros síntomas como son la lengua y la dentadura sucias como si acabara de comer; falta de apetito, mal aliento y mal sabor de boca; congestión nasal, flemas y deseos de toser o estornudar.

Si no necesito comer, ¿entonces para qué como? Si mi cuerpo tiene necesidad de limpiarse, que lo haga, yo le daré el tiempo que necesite. De esta forma voy a respetar el aviso de mi cuerpo, si me pide comida se la doy y si no pues no.

Así podemos continuar hasta medio día y llegada la hora de comer, si queremos comemos o de plano le seguimos hasta la hora de cenar y si decidimos no cenar nos esperamos hasta el desayuno, y ya hicimos un día completo de ayuno; de esta forma podemos hacer varios días. Pero es bueno empezar con un día y con el tiempo ir aumentando un día cada vez que lo hagan.

En el tema anterior vimos el ejemplo del oso y las morsas, los animales cuando están enfermos o heridos no comen; no sé si ustedes han observado, si tienen en su casa algún perro, un gato u otro animal que haya enfermado, por cualquier razón, o sufrido algún accidente, lo primero que hace es buscar un rincón apacible donde pueda estar tranquilo y deja de comer inmediatamente. Los dueños del animal se preocupan porque no está comiendo y piensan que puede morir de hambre; el irracional, cualquiera que sea, sabe bien, por instinto, que solamente tiene dos opciones: o se cura o se muere.

Bueno, pero el animal porque es animal. ¿Pero a una persona la dejamos que se muera?, ¡no hombre!, ¿cómo crees que se va a morir?, ¡hay que hacer hasta lo imposible para que no nos deje! Sin embargo, todos sabemos que ése es el final del camino, y en un momento crítico hacemos todo lo humanamente posible para evitarle la muerte, no queremos que nadie se muera, y si el médico dice que hay que darle de comer, pues que coma aunque esto, inconscientemente, le cause más problemas al enfermo en vez de ayudarle; pero, ¿por qué ese miedo?

Aquí entran los prejuicios, y decimos: más vale que digan que le di de comer y no que murió de hambre y por mi culpa.

Se dan cuenta, ¿cómo reaccionamos de forma diferente los animales racionales a los irracionales?, hay un ejemplo que siempre me gusta mencionar porque fue real, una bebita de cuatro meses de edad, humana pero irracional a esa edad, ya que su cerebro todavía no estaba "contaminado" con nuestra ideología llena de miedos, prejuicios y costumbres.

Después de un parto natural la bebita estaba bien. Se alimentaba de pecho materno, pero resulta que con el tiempo los familiares, los amigos, los parientes y los conocidos que visitaban a la familia por su nacimiento, empezaron a hacer las chocantes comparaciones con otras criaturas que habían nacido casi al mismo tiempo que ella, y todo porque no comía otra cosa que no fuera la leche materna; y ya ven, nunca faltan las recomendaciones, le decían a la mamá: "Oye tu bebita está muy bonita, pero, no está gordita como la de fulanita; fíjate que aquella tiene unos cachetotes y tu hija no; aquella tiene un color bien bonito en su cara y tu hija no, aquella está más grande y tu hija no".

Así más o menos era la cantaleta, y lógico, le metieron miedo a la madre, pues llegó el momento en que, a base de escuchar todas esas tonterías, pensó que posiblemente tuvieran razón y le hiciera falta comer otra cosa además del pecho para que se pusiera como las otras bebitas.

Llegó el momento en que la madre la llevó con el pediatra y éste le dijo: "Pues no estaría mal, para empezar, te recomiendo que le des esta fórmula (leche química), es la más suavecita y se les da a todos los bebés. Además empiézale a dar probadita de yema de huevo, juguito de carne, cómprale sus patitas de pollo para que empiece a masticar y a ver cómo le va, vienes para el siguiente mes". Imagínense, todo lo que hacen comer a los bebés y, como es lógico, la mamá con la idea de que la niña engordara y creciera para que se viera como las demás, siguió fielmente las instrucciones que le había dado el médico.

Pues resulta que lo hizo todo ese mes, podemos hablar que fue su quinto mes de vida; la niña empezó a cambiar y se veía más gordita, en apariencia, pero realmente estaba hinchada y la mamá se alegraba ya que creía que en realidad, eso era lo que le hacía falta. ¡Mira nada más qué gordita está, ahora sí ya la podemos comparar, está cachetoncita como las otras.

Al siguiente mes, que fue el sexto, la criatura empezó a reaccionar a tanta comida que no necesitaba; empezó con insomnio, vómito y diarrea, el "éxito" se venia abajo. Al momento la mamá corrió con el médico y le dijo: "la niña está enferma y no sé qué le esté haciendo daño, ¿será lo que está comiendo?". Como es lógico el médico no pensó que ése fuera el motivo y le contestó: "quítale esa leche y dale esta otra, pero síguele dando su comidita junto con esta suspensión, y no te preocupes, se va a poner bien".

Total que fue todo un mes, la criatura seguía cada vez más enferma, además, se le veía muy mal, y más por no querer comer; seguía el vómito y la diarrea; se le daba suero para evitar la deshidratación e iba perdiendo cada vez más peso. La internaban en la clínica y en cuanto llegaba le aplicaban suero, la dejaban en una cuna sin comer, se detenía el problema, la entregaban nuevamente y en cuanto empezaba a comer regresaba el problema. ¿Se dan cuenta qué irracionalidad, qué enseñanzas de la medicina, qué "mecánicos" tan malos tenemos?, desconocen cómo tener salud.

Al final del sexto mes, los padres estaban desesperados y decían: "Bueno, pues si la niña se va a morir que se muera, ¡pero ya!, ella debe estar muy cansada igual que nosotros, ya son dos meses y cada vez está peor; seguramente no sirve lo que le hacemos y si no tiene remedio se va a morir".

Dice el padre: "... y ¿qué vamos a hacer?, ¿la vamos a dejar que se muera así nada más?"

Contesta la mamá: "Pues no, hay que hacer algo."

"Y ¿qué es ese algo?"

"Pues fíjate que alguien me comentó que allá en El Grullo hay unos brujos trabajando allí, y son muy fregones, ¿qué te parece si la llevamos para allá y quién quita y le sirva a la niña y, si no, ¡pues que se muera!"

Total que llegan al Centro Naturista Daniel Arreola con la criatura, y después de que la revisaron, la trasladaron a una habitación para que se le empezara su tratamiento.

Se le puso una cataplasma de barro alrededor del vientre, y como por arte magia, la criatura dejó de vomitar y empezó a dormir; claro que siguió evacuando y su excremento era exageradamente fétido (imagínense cuánta podredumbre), pero la niña empezó a descansar. ¿Cuáles fueron las indicaciones y recomendaciones para su tratamiento?

¡Sorpréndanse!, la primera fue que no comiera hasta que tu   viera hambre, o sea que se le dijo a la mamá que la niña iba a hacer un ayuno;
y ella preguntó muy sorprendida: "¿Qué le vamos a dar de comer?"

"Nada señora, el ayuno es no comer."

"Pero, es que tiene seis meses y no habla?

"Señora, su hija está así porque está comiendo lo que no debe de comer,
¿quiere que viva, o quiere que muera? Entienda por favor que está enferma
porque usted le está dando de comer cosas que no debe comer a esta edad.
Y ahora, lo que necesita su organismo es eliminar todo eso que huele tan
mal, y su cuerpo descansar. Déjela tranquilita que la mejor forma de descansar es que no coma nada; le vamos a dar sólo agua de limón con miel de
abeja, y cuando ella tenga necesidad de comer, ya comerá; y por lo pronto
arrímele el biberón y si ella quiere, va a beber, y si no, no le insista."

Como es lógico, la criatura empezó su tratamiento y todo lo que se le
hacía le estaba dando buenos resultados ya que dormía y descansaba más
tiempo.

La madre preguntó: "Y, ¿Cómo voy a saber cuando tenga hambre
la niña?"

"Bueno, se le va a llevar una bandeja con fruta tres veces al día y todos
los días, y cuando tenga hambre, querrá coger la fruta; en ese momento se
le suspenderá el ayuno y se le empezará a dar de comer. Usted se va a dar
cuenta cómo funciona el instinto de la niña."

Total que la señora empezó a ser un problema para la niña, pues mientras dormía trataba de meterle el biberón a fuerza y sólo para que tomara agua.

Vean qué poder tiene el miedo, el pensar siempre lo peor, las enseñanzas que hemos recibido y aprendido en el transcurso de nuestra vida, que
nos paralizan y no nos dejan actuar sensatamente.

Pero los padres ya no pensaban igual que antes; habían aceptado que
la niña iba a morir y estaban conformes. Ahora que veían que esto empezaba a funcionar querían hacer las cosas a su modo (como siempre lo han
hecho), ¿quién les entiende? No alcanzo a comprender, ¿por qué el ser
humano no ve lo que es evidente? Desde luego que se entiende el miedo
que la madre sentía por estar haciendo algo que desconocía totalmente.

Como se le veía muy inquieta, hablamos con ella y nos comentó que la
despertaba para que, por lo menos, tomara agua ya que no comía nada.

Se le pidió que se fuera al hotel y nos dejara a la bebé, pues con el
ayuno necesitaba mucha tranquilidad y así las dos estarían bien. Le dijimos que en cuanto la niña quisiera comer le hablaríamos, que podría visitarla sólo por ratitos durante el día y siempre y cuando no la despertara, si
estaba dormida. Y ya con más seguridad contestó: "¿Ustedes se harán responsables si algo le pasa o llega a morir?"

"No señora, la niña ya está mal y si no tiene confianza, o no quiere que
se le haga otra cosa diferente a lo que le ha hecho, está en su pleno derecho de llevársela y hacer con ella lo que desee.

"Bueno, ¡está bien! Si se cura qué bueno y si no, pues ni modo, por lo menos la lucha se le hizo."

Qué fácil es quitarse la responsabilidad cuando ignoramos y desconocemos las leyes naturales. Los padres han de haber pensado: si la niña se muere ellos serán los responsables y nosotros nos lavamos las manos; qué cosas pasan en la vida, ¿verdad? Y siempre es la misma, nadie quiere aceptar que está equivocado y menos tratándose de salud.

Bueno, volviendo a la bebita, estaba muy estresada, aunque es difícil de creer, lo estaba. Aquí vamos a demostrar aquello que les mencioné anteriormente sobre el instinto y aunque lo duden, está comprobado que funciona mejor el instinto que la razón; lo estamos viendo en la niña con sus escasos seis meses: sentía el miedo que le transmitía su madre; sin embargo, todavía no había recibido las enseñanzas referentes a esa educación, de que, si no comes te puedes morir y nos lo estaba demostrando la bebé. Pasaron siete días sin que la niña comiera absolutamente nada, sólo tomaba su agua de limón con miel de abeja, ya no vomitaba y sus evacuaciones dejaron de ser fétidas; al octavo día, a eso de las 12 del medio día y, como todos los días, se le acercó el platón con fruta y quiso tomar una.

Ésa fue la señal, se le mandó hablar a su mamá y llegó en friega, derrapando, y asustada creyendo que ya había muerto.

"La señora preguntó angustiada: "¿Qué pasa con mi hija?

"Pues ya quiere comer."

"¿Qué le hago de comer?"

"Prepárele un jugo de naranja", no le dijimos la cantidad y llegó con una jarra llena de jugo.

¿CÓMO ROMPIÓ EL AYUNO LA NIÑA?

Cogí la jarra y, en su biberón, le puse sólo una onza de jugo y cuatro de agua, a lo que preguntó la señora:

"¿Esto es lo que va a comer mi hija?, ¡se va a morir de hambre!"

"Señora, lleva ocho días sin comer y no se ha muerto. Ya no se va a morir."

"Entonces, ¿qué hago con el jugo, lo guardo?

"No, tómeselo. La bebita sólo esto tomará."

Le empezamos a dar su jugo de naranja: 25% de jugo y 75% de agua; la niña empezó a comer y así fue como rompió el ayuno, siguió durmiendo, se le hacía su tratamiento y volvió a comer 16 días después. Desde luego que ya no comió más que fruta rayada, su puré de verduras y su leche materna.

Para que se enteren, esta niña tomó licuado de plátano con agua y miel por tres años. Afortunadamente la mamá no perdió la leche, ya que se la estuvo sacando, y cuando hubo que darle a la niña continuó con su alimento natural: pecho materno. La niña tiene en la actualidad 25 años y no sabe de enfermedades, vacunas ni medicamentos; se embarazó y su embarazo fue padrísimo, el parto fue natural, psicoprofiláctico, sin ninguna complicación, y sin tomar ningún medicamento; su bebé, lo mismo que ella, no sabe de vacunas, ya tiene dos años y es mi amigo Gibrán, él es mi nieto y ella mi hija. ¿Cómo la ven?

¿Qué era lo que pasaba en ese pequeño organismo?, por un lado se buscaba la curación y por otra parte, se le quería nutrir para que no muriera de hambre; pero recuerden, si el organismo recibe alimentos tiene que digerirlos y en este caso la prioridad era curarse y no digerir; pero tenía que hacerlo porque lo estaba recibiendo, siendo que era muy difícil para ese organismo nuevo digerirlo. Voy de acuerdo si hubiera sido fruta rayada o puré de verduras, pero, ¿leche química y productos de origen animal?; ésa era la razón de su insomnio, su vómito y su diarrea.

¡Su cuerpo quería limpiarse eliminando todo lo rezagado que no podía digerir y menos eliminar, ya que no lo dejaban!, ¿entienden esto?, por eso se valió de su irracionalidad, negándose a comer lo cual le sirvió para curarse por ese medio que es el ayuno.

Si el ayuno de una semana la curó y le sirvió para vivir 25 años sin saber lo que era una enfermedad, pues qué padre, ¿no creen?, con esto vemos que bien vale la pena el ayuno. Y otro caso, que me sucedió a mí, en el cual les cuento que lo que debemos hacer hay que hacerlo sin prejuicios ni miedos:

El 10 de mayo de 1980, una de mis cuñadas hizo una comida para festejar a las mamás, ella se esmeró e hizo de comer una rica Sopa Juliana, como cayó entre semana la dejamos para el siguiente domingo. El caso es que fui de los primeros en pasar a la mesa, ya que tenía que regresar a trabajar al Centro Naturista y lo tenía que hacer pronto. Estábamos todos reunidos con mi mamá y empecé a comer. Sólo comí un par de cucharadas de la sopa y empecé a sentirme incómodo del estómago. Escuché el aviso de mi cuerpo y me dije: "no debes seguir comiendo". Y eso hice, me levanté de la mesa, me vio mi cuñada y me preguntó qué me pasaba, que si no estaba buena la sopa o estaba caliente. Le dije que estaba muy rica pero me sentía mal, desde luego, esto no lo aceptó como disculpa.

Me empezó a pelear porque decía que sólo me gustaba lo que hacía mi mujer y cosas por el estilo. No le hice caso, me despedí de mi mamá, de ella y de todos, deseándoles que la pasaran bien y me fui a trabajar. Llegué al Centro Naturista, le empecé a correr al cinturón porque mi vientre se estaba inflamando, total que no aguanté mucho tiempo de estar sentado y me fui al cuarto de guardia, me ortigué, me puse barro y me acosté. Al poco rato llegó mi hermano Luis Angel a verme y preguntó: "¿por qué no estás en tu lugar?" Le mostré mi vientre abultado y me dijo que si estaba mal me fuera a mi casa, y en seguida me fui.

Pensé que, como en todas las crisis que había tenido, al día siguiente estaría bien, pero amanecí peor; me sentía muy mal, le encargué a mi esposa que les avisara a mis hermanos que no iría a trabajar. Como no fui al Centro Naturista me fueron a ver mis hermanos Luis Angel, Miguel, Juan Carlos y Javier. Como trabajamos en equipo, fueron a ver si en verdad estaba mal. Me vieron el iris, uno a uno, no me dijeron qué tenía, ni yo pregunté, pues no me importaba, me sentía muy mal y, para mí, eso era más que suficiente.

Su comentario fue: ponte en tratamiento. Ya después me enteré que tuve un problema bastante serio, porque fue la vesícula, el hígado y el intestino. Para esto, mi mamá me había visto en la comida del 10 de mayo y no me volvió a ver sino 17 días después. Empecé mi régimen, le pedí a mi esposa que me diera mi faja, mi irrigador, le encargué barro, periódico, ortiga, y le solicité lo siguiente:

"Me vas a dejar aquí para que esté tranquilo, de aquí para acá yo y de aquí para allá", señalando las otras recámaras, "tú con tus hijos. Encárgate de ellos y a mí déjame en paz, como si no existiera, que yo haré lo que tengo que hacer por mi salud."

En pocas palabras, la liberé, para que no se comprometiera conmigo, al fin y al cabo era mi salud y mi cuerpo. De esta forma no le crearía un problema más, con cuatro hijos que atender y, además un enfermo, como que no lo creí justo, por lo menos ésa es mi forma de pensar; o sea que mi salud era mi problema y no de ella, porque yo soy responsable de mí mismo y nadie va a hacer por mí algo que yo tengo que hacer. Este hermoso cuerpo está muy deteriorado por la misma ignorancia que todos tenemos y le hacía falta mucha atención.

Ah!, mi maravillosa esposa, diariamente me llevaba un vaso con agua y me preguntaba,

"¿Cómo vas?"

"Pues aquí sigo", cerraba la puerta y se iba. Sabe perfectamente que cuando enfermo soy yo el que necesita atención y nunca recibo visitas de nadie y me dedico a atenderme yo solito. A veces tomaba un sorbo de agua, pero había días que ni siquiera tocaba el vaso. Les aseguro que en todo ese tiempo que duró mi enfermedad, si me tomé un vaso de agua fue mucho. Me sentía muy mal y cada día más inflamado de mi vientre.

Era el mes de mayo y hacía mucho calor, estaba en casa yo solito en mi recámara y tirado en el suelo porque estaba más fresco; cada que tenía un cólico me ortigaba, me ponía barro y me dormía, así me la pasaba todo el día y todos los días. Por las mañanas, en cuanto despertaba me ponía una lavativa de agua fresca todos los días mientras estuve enfermo y fueron 21 días.

Un día por la tarde mi esposa tocó la puerta de la recámara donde yo estaba, abrió y me dijo: "Es tu mamá, ¿por qué no la recibes aunque sea un ratito?" (porque mi mamá diario iba por las tardes, tocaba, entraba y la recibía mi esposa en el comedor y nunca la llevaba a mi recámara, yo me daba cuenta porque estaba acostado al pie de la ventana), y le contesté:

"Sabes bien que cuando estoy enfermo no atiendo a nadie, sea quien sea, porque la energía que voy a gastar en atender a la visita la necesito yo para recuperarme y no ella, así que no me importa quién sea."

Volvió a insistir:

"Aunque sea dale cinco minutos, ya ves que diario ha estado viniendo a verte. Ya son 17 días y yo le digo que estás dormido."

Pues total que accedí a su petición. Verán que no es conveniente recibir visitas, por lo menos para mí.

¡Qué sorpresa se llevó cuando me vio con 17 kilos menos de cuando me vio el 10 de mayo!, flaco y panzón, desde luego su reacción inmediata fue negativa. Entró en pánico, y como ella era muy apegada a la religión lo primero que me dijo en vez de preguntarme cómo estaba y me sentía, dijo:

"¡Ay, hijo mío, mira nada más cómo estás!: flaco, amarillo, panzón y feo" (aclaro que feo siempre he sido). "¡Te vas a morir y necesitas confesarte porque eres un hereje y si te mueres te vas a ir derechito al infierno. Mañana mismo te traigo al padre para que te confiese y te aplique los santos óleos!"

Desde luego que no era para tanto, yo sabía cómo estaba, cómo me sentía y se lo dije pero ella insistió, y ya me estaba condenando antes de morir.

Yo le agradecí su preocupación por la "salvación de mi alma", ella estaba cumpliendo como madre y como católica. Desafortunadamente para ella, ni siquiera de niño he creído en todo lo que ella trató de inculcarme y menos obligándome a ir a misa, a confesarme, hacer la primera comunión y todo lo que me mandó hacer mientras pudo; ya mayorcito yo tomé mis propias decisiones. Sí creo y tengo fe en mi Naturaleza, en lo que veo y siento, pero nada más.

Esta, la naturaleza, sí castiga y premia aquí en vida, no hasta que me muera, siempre lo he dicho y eso es lo que creo. Ésa es mi realidad, no tengo fe en lo que no veo y mucho menos creo en las creencias de los demás. Yo sé, que por naturaleza, después de la muerte no hay vida, ¡es lógico!, o hay o no hay muerte. Sólo sé que es un proceso natural y todos sabemos que esto es una gran verdad, la Naturaleza no se equivoca. Además, cada quien tiene derecho de creer o no, yo respeto.

Total que le dije que yo estaba bien, que no se alarmara porque me estaba recuperando y le agradecía su visita, pero que ya se fuera y me dejara en paz; ese tipo de ánimos no los necesita nadie, así que la abracé y la acompañé hasta la puerta.

Le dije a mi esposa: "¿ya ves para qué sirven las visitas?, ¡no quiero ni una más!" Pues resulta que mi mamá salió e inmediatamente se fue a ver a mi hermano Luis Ángel y le dijo lo mismo, que por qué no le habían avisado cómo estaba, que me estaba muriendo y todo el rollo completo.

"... pero mañana mismo le llevo al padre–. No quiero que, si se muere, se condene.

Mi hermano le preguntó: "... y ¿a quién le vas a llevar?", mi mamá le dio el nombre del sacerdote, y al otro día mi hermano llegó corriendo a verme.

Tocó y se metió hasta donde yo estaba y me dijo:

"Mi mamá te va a traer al padre fulano para que te confieses y te ponga los santos óleos."

Yo le contesté: "Pues que lo traiga. A poco porque va a venir tengo que hacer lo que él diga, ¡no, hombre, que va!" Mi hermano me recordó que el tal padrecito tenía muy buena mano, ¿saben por qué?, porque a todos los que les aplicaba los santos óleos se le iban, o sea que morían, "así que hay tú sabes".

Pues así fue y por la tarde llegó mi mamá con el sacerdote. La misma historia del día anterior, yo no quería ver a nadie, pero insistió la buena de mi mujer y nuevamente me convenció y cedí, lógico el padre iba a cumplir con su trabajo e insistía en que me confesara y quería ponerme los santos olores, como yo les digo, insistió tanto que me cansó, me levanté, lo cogí del brazo, lo saqué de mi cuarto y lo llevé con mi madre, los tomé del brazo y los acompañé hasta la puerta a los dos.

Les dije: "Sepan que estoy bien. Les agradezco su preocupación pero no necesito nada de nada, y por favor no vuelvan porque no los voy a recibir".

Parece que se fueron muy enfadados, pero yo los perdoné por su terquedad y me quedé a gusto, otra vez solito con mi enfermedad. Desde luego, le advertí a mi esposa que no volviera a insistirme para recibir visitas. Es más, ni ella iba a verme y eso estaba perfecto. Sólo abría la puerta, me ponía el vaso con agua fresca todos los días y lo único que me decía era:" no tomaste casi nada", y era todo.

En cuanto se fueron mi mamá y el sacerdote me quedé bien tranquilo y relajado, puse mi mente a descansar y el subconsciente me mandó este mensaje, algo que me había dicho don Daniel, que fue el fundador del Centro Naturista, cuando me revisó por primera vez el iris de mis ojos me dijo: "Genaro, ten bien presente que el día que te enfermes, pero no de esos dolorcitos que te dan de vez en cuando, sino cuando realmente caigas enfermo, sólo tienes dos opciones: te curas o te mueres. Recuérdalo muy bien porque no hay de otra." Pues en ese momento tomé la decisión de jugármela y aquí sigo, sin temores de ninguna naturaleza, porque además nunca he tenido miedo a la muerte.

Duré 21 días en ayuno y no comí absolutamente nada. Éste no lo hice sólo por hacerlo, simple y sencillamente no tenía hambre y no comía, no consulté con ningún médico que me dijera: "Come para que soportes la enfermedad". ¡No señores!, esto lo hice por puro instinto y funcionó. Como les decía, mientras estuve en ayuno perdí un kilo de peso diario, así que cuando lo interrumpí ¡había perdido 21 kilos! Y, preguntarán ustedes, cuál fue el aviso para interrumpir el ayuno, pues resulta que ese día sentí necesidad de evacuar, le hice caso a mi cuerpo; fui al baño, me senté y empecé a evacuar, desde luego que fue líquido, ¡pero evacué sin lavativa!, y me dije, ¡ya la hice!

Mi mente estaba súper alerta y mis sentidos bien despiertos, no sentía molestias y tuve ganas de ir a correr. Le pregunté a mi mujer si quería acompañarme y me dijo: "¿cómo que vas a correr, acaso estás loco?; no vas a poder estás demasiado débil". Desde luego que no le hice caso, me puse mi pantalón, mis tenis y mi chamarra; como me vio tan decidido no tuvo más remedio que acompañarme.

Como siempre, tuvo razón, pero lo necesitaba comprobar por mí mismo; alcancé a correr unos 500 metros cuando más; en ese entonces corría 10 kilómetros diariamente y me tuve que volver caminando y apoyado en sus hombros. Pero le mandé el mensaje a mi mente, me programé para el siguiente día y lo logré –no logré correr los 10 kilómetros pero sí fueron tres los que caminé y troté.

¿CÓMO SALÍ DEL AYUNO?

Desde ese momento, o sea el día 22 empecé tomando agua con jugo de naranja algunas veces y otras con jugo de manzana, pero mucho menos que la niña; me llevé 40 días para volver a comer normalmente, como lo hacemos acá en el Centro Naturista Daniel Arreola. Prácticamente fueron 21 días de ayuno más los 39 días después del ayuno, esto nos da un total de 60 días.

¿Cuáles fueron los beneficios de ese ayuno?, ¡pues casi nada!, recuperé mi salud y desde 1980 no tuve ninguna enfermedad; vamos, ni siquiera una molestia y esto duró 19 años y por increíble que parezca fue gracias a ese ayuno. En el año 1999 tuve una gripa que más bien fue un resfriado, pero allí fueron otras razones (hacía mucho frío en EU y no me arropé) y salí con otro ayuno, pero esta vez sólo fueron cinco días nada más.

Dense cuenta de las bondades del ayuno, porque aquí nuevamente me demostré, a mí mismo, que el ayuno no mata ni enferma y más bien cura, limpia, repara el organismo y nos previene de enfermedades. Pero las recomendaciones para la persona que lo haga son que descanse y esté tranquilo; no es porque lo debilite, sino al contrario, recuperará energía y que la canalice hacia lo que está haciendo, la limpieza o curación de su organismo.

Procure estar solo y sin acompañantes, o si lo está, que sean personas que estén de acuerdo con su forma de pensar y respeten lo que está haciendo para evitar las influencias negativas y que le estén diciendo que si no come se va a morir, o cosas por el estilo. Y algo más, es muy importante y vital, que la persona que haga el ayuno, mientras dure éste y hasta que coma nuevamente, se aplique todos los días, y sin pretexto alguno, una lavativa de agua natural, preferentemente por las mañanas.

Es cierto que se han visto hombres morir de hambre después de tres o cuatro días, pero la inanición no existía más que en su mente, y lo que les mató fue el miedo al hambre, o el hambre del miedo, y no el hambre por sí misma.

Además de lo anterior, otra de las razones por la que algunas personas han muerto al hacer un ayuno, no ha sido por falta de alimento, sino por falta de limpieza, como veremos más adelante.

Si, por medio del ayuno, le damos oportunidad a nuestro organismo, y tiene toda su energía concentrada para que se limpie y purifique, pero no tenemos el cuidado necesario para que elimine todas las impurezas que está removiendo, como son toxinas, tejidos adiposos inútiles, células muertas, líquido biliar, desechos orgánicos y demás, todo esto lo recicla, y ¿en dónde se queda?, pues dentro de nosotros, pero más tóxico.

Esto quiere decir que nos estamos envenenando con nuestras toxinas; pasados algunos días se empiezan a saturar los órganos de eliminación, la persona se hincha por falta de limpieza, le fallan sus órganos vitales, viene la paralización de éstos y, por último, se presenta la muerte. Por lo mismo es muy importante no descuidar la limpieza intestinal diaria, y preferentemente en las mañanas, que es el ciclo de eliminación.

Si alguno de ustedes quisiera hacer el ayuno de un día, tiene que salir en dos; si lo hace de dos días, saldrá en cuatro; al hacer uno de tres días, su salida será de seis días y, así sucesivamente, siempre duplique la salida.

Por ejemplo, un ayuno de tres días, –no coma nada de alimento, ni sólido ni líquido (jugos), en esos tres días– y para romperlo empiece como se indica a continuación:

ROMPIENDO EL AYUNO DE TRES DÍAS

Día 1 En un vaso de ocho onzas ponga tres partes de agua y el resto de jugo de naranja, o del que prefiera, pero natural y no envasado; debe prepararlo al instante y será un vaso cada vez; en el desayuno, la comida y la cena. Tómelo a sorbos y ensalívelo muy bien disfrutando cada uno de ellos.

Día 2 Este día, tomará el jugo de naranja, o el que haya elegido, completo y sin agua, un vaso en el desayuno, otro en la comida y uno más en la cena.

Día 3 Para el tercer día, comerá fruta rayada o puré, pero no cocida y será en el desayuno, la comida y la cena. No coma más de una pieza. Procure una buena y calmada masticación.

Día 4 Para hoy, comerá fruta cruda en el desayuno, la comida y la cena. Coma a satisfacción pero sin excederse, recuerde que todos los excesos, aun siendo alimentos naturales le perjudicarán. Sea sobrio.

Día 5 Este día, que es el penúltimo, desayunará fruta cruda, en la comida ensalada cruda y en la cena fruta cruda.

Día 6 Hoy comerá normalmente. Fruta cruda en el desayuno, puede acompañarla con pan integral tostado al horno, siempre y cuando sea fruta dulce; ensalada cruda, sopa y guisado de vegetales en la comida y en la cena fruta cruda solamente.

Recuerde que se pondrá la lavativa los tres primeros días del ayuno (mientras no coma nada y tome agua) más los cinco días siguientes (mientras su alimento sea crudo), o sea que será hasta el día ocho; una vez que empiece a comer normalmente ya no habrá necesidad de lavativa, porque ya empezará a comer y la evacuación tendrá que ser normal y sin lavativa. En total van a ser ocho lavativas de agua natural y se aplicará un litro cada mañana.

Hay que tener cuidado de eso, tenga en cuenta que si activa el proceso de limpieza, y lo está haciendo al dejar de comer, quiere decir que su organismo va a tener mucha energía para remover toxinas que están almacenadas por ahí, o pegadas en alguna parte de su cuerpo, y las va a sacar de ese lugar; si hace esto es necesario que las expulse y no se queden dentro, porque, precisamente, eso es lo que empieza a matar a la gente.

¿QUÉ ES LA INANICIÓN?

El ayuno comienza con la omisión de la primera comida y termina con el regreso del hambre natural, mientras que la inanición comienza solamente con el regreso del hambre natural y concluye con la muerte. Donde termina uno, comienza la otra.

Mientras que este último proceso consume los tejidos sanos, adelgaza el cuerpo y agota la vitalidad, el primer proceso expulsa solamente las materias corrompidas y los tejidos adiposos inútiles, aumentando de ese modo la energía y confiriendo definitivamente al organismo esa armonía que llamamos salud.

¿Existe el proceso de inanición?, claro que existe, pero si nosotros no conocemos lo que es el hambre debemos empezar por ayunar un día e ir aumentando un día cada vez al hacer otro ayuno, y tener mucho cuidado, máxime si se prolonga por varios días.

Tenemos que estar muy pendientes para cuando el cuerpo nos pida alimento, porque esto quiere decir que, en ese momento, debemos romper el ayuno. Si nosotros pasamos esa barrera, en la cual el cuerpo nos pidió alimento y no se lo dimos, en ese preciso momento empieza el proceso de inanición. Por eso hay que tener muchísimo cuidado.

No es ningún problema hacer un ayuno, pero debemos ser prudentes y hay que saber cómo, pero, más que nada, quitarse el miedo. Se sabe de varias personas que han ayunado pero hay una mujer que tiene el récord. Esta mujer estuvo hospitalizada ayunando 239 días; esto sucedió en Escocia, y durante ese tiempo, estuvo ingiriendo puro alimento líquido y nada sólido. El ayuno no debilita y aquí va otro ejemplo: allá mismo, en Europa, hay un grupo de personas que, en cierta época del año llegan a caminar hasta 520 kilómetros en 10 días, los recorren sin ingerir ningún alimento sólido, sólo toman líquidos. Cuando los entrevistan, al final del recorrido, todos sus comentarios son favorables, pues comentan: "nunca me había sentido tan bien como con este ayuno y, además, haciendo la caminata", y dense cuenta, estamos hablando de ¡52 kilómetros diarios, qué tal! Cuál debilidad, sin embargo vean las bondades del ayuno.

¿Tenemos que comer?, claro que tenemos que comer, sin comer no podríamos vivir. Pero es muy diferente comer por necesidad que comer sólo porque se nos antoja. La gran diferencia entre la razón y la irracionalidad es que, como decía Lezaeta Acharán: *Los animales comen para vivir y el hombre vive para comer.* Observen, si tienen algún perro o cualquier animal en su casa, denles de comer a su hora y una vez que ya comieron, insistan en que lo hagan nuevamente, y verán la gran diferencia entre ellos y nosotros. Ellos comen cuando tienen hambre y nosotros, aunque no la tengamos comemos, siendo la educación la que nos ha enseñado a comer por horario, por educación y menos por hambre. Es hora de comer, hay que comer, de cenar, pues hay que cenar y de desayunar pues desayunamos. Y si mi compadre me invita unos tacos después de comer, pues como, porque es mala educación despreciarle esos tacos.

Vuelvo a repetir, ustedes aquí están aprendiendo algo diferente, pues apréndanlo bien. Por ahora, es necesario y bien importante, que ustedes coman porque Hipócrates el padre de la medicina lo dijo hace más de 2500 años: *Tu alimento es tu medicina, tu medicina es tu alimento.* Entonces hay que aprender a comer algo que no comíamos como alimento, sino como postre, y en el futuro, podríamos hacer el ayuno.

LA LONGEVIDAD

Las normas de un ser humano no son realmente las que él cree. Los recientes descubrimientos de Jean Rostand sobre la longevidad demuestran que un ser humano de hoy día debería vivir 150 años: está biológicamente construido para ello; y éstos deben ser de una vida en la que la vejez no sería sinónimo de decrepitud o de chochez, sino de una claridad mental en aumento y de una ternura cada vez mayor. Deberíamos caer un día como un árbol en plenitud de facultades, con todos nuestros dientes y todo nuestro pelo. Los últimos estudios sobre los pueblos esencialmente crudívoros desde hace milenios corroboran estas afirmaciones: su edad media es de 120 años.

Es posible que uno de los primeros errores del hombre fue el de emigrar de los países tropicales de donde era oriundo y que podían alimentarlo a lo largo de todo el año con su fuerza solar y la provisión casi continua de sus frutas y de sus yerbas. Al emigrar, el hombre tuvo que inventar el fuego para calentarse y hacer masticable la carne de sus hermanos animales, que es el único recurso alimenticio invernal de los países fríos. Sin duda, habría actuado mejor aprendiendo a hibernar.

Desde siempre, el fuego es el símbolo del infierno y lo sigue siendo en sus aplicaciones *culinarias e industriales.* Y, de modo simbólico, ¿no fue condenado Prometeo a que un águila le comiera eternamente el hígado por haber entregado a los hombres el fuego del cielo? La cocción de los alimentos corroe nuestro hígado como el de Prometeo.

Recordemos, así mismo, que en hebreo, hígado significa también "gracia". Quemamos todo y todo nos quema, excepto el amor. Y como decía san Juan de la Cruz: "Fuego que consume sin causar sufrimiento".

Llegamos así al punto de partida y al final de los cinco pasos; y para terminar esta orientación pondré, a continuación, el resumen de lo que es la salud. Les recomiendo que lo lean con mucha atención. Punto de partida: abrir la mente.

Personalmente y en vivo se los leeré y les recomiendo que lo escuchen (pongan toda su atención en ello) y no sólo que lo oigan (los que oyen sólo el bla, bla, bla) ya que hay una gran diferencia entre esas dos palabras.

En cierta ocasión iba un individuo manejando su automóvil, un convertible último modelo, día domingo, poco tráfico en la carretera y disfrutando al máximo su reciente adquisición.

Se acercaba a una curva, que se veía al frente, como a un kilómetro de distancia, cuando salió otro auto que venía en sentido contrario a él, haciendo piruetas y a punto de voltearse; y cuando pasó a su lado le gritó: ¡Cerdo!, éste que iba tan tranquilo, vio por el espejo retrovisor para ver si conocía el carro, como no supo de quién era, empezó a analizar cuál era la razón de ese "insulto", cuando de repente tomó la curva y se escuchó un fuerte golpe seco.

Pues resulta que fue este hombre, el tranquilo, el que chocó y saben contra qué, pues contra un cerdo. ¿Ven la diferencia entre oír y escuchar? Si hubiera escuchado toma sus precauciones y no choca con el cerdo, pero no lo hizo y, lo peor del caso, es que se puso a analizar por qué le había dicho cerdo aquel hombre.

Verán también que hay que ser flexibles y no irse a los extremos. Hay personas que necesitan apegarse a las recomendaciones que aquí se les hacen por su estado de salud, pero una vez logrado el objetivo pueden buscar el equilibrio. Por el contrario, existen personas que se apegan de una manera tan exagerada al régimen de salud que con el tiempo se cansan y mandan todo a volar y, no se trata de eso. Busquen siempre el equilibrio.

RESUMEN DE SALUD

La salud no se adquiere con una disciplina rígida sino mediante un juego de adaptación, es un equilibrio dinámico, una vida en armonía con todas las situaciones y todos los instantes.

Toda emoción provoca una descarga de adrenalina en la sangre, reacción de estrés, que crea un bloqueo de las funciones de eliminación del cuerpo, lo cual eleva el nivel general de intoxicación y agrava los trastornos emocionales. Este círculo se detiene en cuanto se utilizan técnicas de desintoxicación.

Las técnicas de desintoxicación son instrumentos de elección para liberarse de los condicionamientos educativos, las costumbres sociales para la salud, las emociones incontroladas, las ideas hechas y la intolerancia espiritual.

Al practicar el régimen de vida sana no olviden dos cosas muy importantes:

1. *Sepan que son, cada uno de ustedes, una persona maravillosa y extraordinaria, que puede ver más allá de los prejuicios y los pensamientos limitados de los demás, de lo contrario no hubiera aceptado el reto de venir aquí, y*
2. *Sepa que merece que sus deseos se realicen plenamente aunque se trate sólo de vitalidad y juventud; los que se han convencido de no tener méritos o ser indignos de todo, son los que dicen no tener suerte en la vida. En cambio, si usted se estima y considera ser una persona que merece lo mejor que la vida pueda dar, entonces usted se quiere.*

Quererse es poder sentirse a gusto consigo mismo, lo cual activa el proceso de regeneración; los que no se quieren llevan una carga muy pesada que no puede más que acelerar los estragos de la enfermedad. Sin embargo, para aquellos que poseen el tesoro de amarse: ¡¡¡TODO ES POSIBLE!!!!

Vean hasta qué grado nos afecta la forma de pensar; los pensamientos negativos bloquean el proceso de regeneración y los positivos lo activan, y esto, ¿cómo es posible?, recuerden que el cuerpo tiene sus razones, es muy sabio y no se equivoca, más vale tratarlo bien; debemos cambiar nuestra actitud ante la vida, aceptar todas las situaciones, todos los instantes tal y como se presenten. No traten de cambiar la realidad. Esto, posiblemente, no es muy creíble, pero háganlo, practíquenlo de las dos formas y observen los resultados. Acuérdense que su cuerpo es el mejor laboratorio del mundo, pueden experimentar en él y siempre les dará la respuesta correcta y justa, y jamás les cambiará el resultado.

ÚLTIMA OBSERVACIÓN

Para finalizar, quiero agregar esta observación que nos hace Héctor Tassinari en su libro *Tú puedes ser... el mejor* para ver si con ella logramos ya, definitivamente, emprender el vuelo hacia una vida mejor y llena de salud, junto con las enseñanzas de estos "5 Pasos":

Hay, en la naturaleza, algo que tienes que saber y que es sorprendente, como muchas otras cosas, se trata de los pájaros.

Es de todos conocido que los pájaros emigran del hemisferio norte al sur en nuestro invierno, y al revés en nuestro verano. Pues bien, hay un pequeño pájaro del tamaño de una golondrina (más o menos 12 centímetros), llamado cerrojillo, que pesa alrededor de 14 gramos, este pajarito emigra de la costa norte de América en Canadá, y vuela sobre el Océano Atlántico y el Mar Caribe hacia América del Sur, increíblemente, el cerrojillo hace un vuelo sin escalas sobre el agua, de más de 4,000 kilómetros que dura un promedio de 86 horas.

Durante parte de su viaje, para encontrar viento favorable, vuela a una altura de 21,000 pies, donde el oxígeno escasea y la temperatura es alrededor de 10° C bajo cero. En un año, ese pajarito hace un viaje de ida y vuelta, de aproximadamente 16,000 kilómetros de recorrido total.

Hay otros pájaros, que por algún milagro de navegación, vuelan a través de 12,800 kilómetros, del Océano Atlántico hacia las minúsculas islas de Tristán Da Cunha, en el Atlántico Sur, el "American Golden Plover" sale de la península de Labrador y vuela casi 5,000 kilómetros de mar abierto hasta Brasil, otros viajan de Alaska a Hawai, más o menos la misma distancia. Estoy hablando aquí, exclusivamente de pájaros que pesan unos cuantos gramos.

También se ha comprobado que se guían por el sol, tienen un sentido muy exacto del tiempo; para volar de noche se pueden guiar por las estrellas, hay algunos capaces de ver la luz ultravioleta y polarizada, pueden escuchar a grandes distancias sonidos de bajas frecuencias producidos por las olas al golpear contra los riscos, algunos pueden guiarse, también, por el campo magnético de la tierra y por la fuerza de gravedad. Pueden detectar diferencias mínimas de presión barométrica, de tal manera que pueden predecir el tiempo y así volar cuando les sea más conveniente, ¿verdad que es asombroso?

Muchas veces, para que un avión pueda hacer cosas *parecidas* a las maravillas que hacen los pájaros, necesita ser un jet ultra moderno que vale varios millones de dólares, y tiene que ser piloteado por tres expertos, que a su vez, requieren un entrenamiento superior a 15,000 horas de vuelo; pero ni aún así los igualan, porque todavía no hay avión que pueda volar 86 horas sin detenerse por combustible.

La pregunta es: ¿Quién puso ese programa tan maravilloso en la diminuta mente de esos pajaritos?, ¿la casualidad?, ¿el azar?, ¡no, eso no es posible!, ese es un programa puesto ahí por la Naturaleza, para que pudieran cumplir su papel en la creación sin perecer de frío en los crudos inviernos. Aunque algunas personas piensan que las aves son su propiedad y las enjaulan privándolas de su libertad, para poder oír su canto cuando les place.

Te has puesto a pensar que si Dios dotó a esas criaturas de todas esas armas para su subsistencia, a base de un programa mental desde su nacimiento, porque los pájaros nunca fueron a la escuela para aprender eso; ¿qué habrá puesto en tu mente?, ¿y qué espera de ti?, ¿hasta qué punto escuchas tu programa y lo pones en práctica?, ¿o hasta qué punto has encimado en éste, el programa del rebaño?

Justo es, creo, que tú también te decidas y cambies esa programación del pasado que sólo es para los del rebaño, o sea, para los que no quieren cambiar absolutamente nada, y menos hacer un esfuerzo extraordinario para lograr su total bienestar. ¿Te animas a poner en marcha estos **5 Pasos para lograr tu bienestar**?

Sobre todo, recuerda que tú eres una persona maravillosa y extraordinaria que puede ver más allá de los prejuicios y los pensamientos limitados de los demás.

Eres único. Decídete y disfruta tu bienestar. ¡Animo...!

Testimonios

Los testimonios que expongo a continuación son sólo unos cuantos de los muchos que me tocó atender, ver y vivir en los 35 años que tengo de servicio aquí en el Centro Naturista Daniel Arreola, de El Grullo, Jal. En algunos me tocó aplicar el tratamiento y constatar la recuperación de esas personas, o sea, que vi de cerca cómo reaccionaban y las mejorías que iban logrando en su recuperación con la alimentación y el régimen de vida sana.

Confieso que no existe mayor satisfacción, que ver cómo la misma Naturaleza de las personas, les ayuda a recuperarse y, así, normalizar las funciones de su organismo con las bondades de este *Régimen de Vida Sana;* tratamientos que conocen en este Centro Naturista.

Por razones obvias he cambiado los nombres de las personas para proteger su identidad.

Caso 1: Leucemia

Sra. Lucy M., 39 años de edad, del estado de Baja California Sur. Le diagnosticaron leucemia y nos relató lo siguiente: "Cuando me enteré sentí que el mundo se me venía encima, un fuerte sudor recorrió todo mi cuerpo, salí de la consulta del médico e hice varias respiraciones profundas. Imagínese ¿qué no pensaría en ese momento?, pero me relajé y ya más calmada volví a la consulta.

Le pregunté al médico por los tratamientos y cuál me recomendaba; qué era lo que tenía que hacer a partir de ese momento y si era necesario seguir alguna dieta o comer algo en especial; estaba decidida a enfrentar la realidad y hacer lo que fuera para lograr recuperar mi salud, si es que esto fuera posible, ya que según tenía entendido, de esta enfermedad casi nadie sale vivo."

Le pregunté al doctor: "Además de lo que recomienda la medicina, ¿existe alguna terapia u otra opción diferente?", a lo que me respondió: sólo hay un par de opciones y son: por un lado la quimioterapia, y por el otro las radiaciones.

"Bueno, y ¿cuáles serán las reacciones en mi cuerpo a esos tratamientos?

"Una de las reacciones es que se le va a caer el cabello."

Sólo escuché eso y me levanté como si me hubiera empujado un resorte; ya no lo dejé terminar y le pregunté: "¿Me voy a quedar calva?" Me dijo que sí, pero que me volvería a crecer el cabello.

"¡Mangos qué!, yo no me quiero quedar calva."

¡Imagínese qué pena!, pero ésa fue mi expresión y le dije que buscaría por fuera algo mejor. Estuve buscando, me costó mucho trabajo saber de ustedes (Centro Naturista Daniel Arreola), hasta que por fin logré conseguir su teléfono para pedir información.

Ella estuvo internada dos periodos de 45 días cada uno y se fue muy bien, siguió cuidando su alimentación, continuó con su tratamiento y cuando volvió a la consulta con su médico la diagnosticaron fuera de peligro.

CASO 2: PIEDRAS EN LOS RIÑONES

Al Sr. J. S., de 45 años de edad y radicado en el estado de Ohio, en el vecino país del norte. Su médico le diagnosticó cálculos en un riñón. Estuvo internado en el Centro Naturista Daniel Arreola por espacio de 45 días. Volvió a su país y después de cierto tiempo reingresó con nosotros nuevamente y nos contó: "al despertar, un día por la mañana, sentí ganas de orinar, pero además, ciertas molestias en las vías urinarias".

Fui al baño y tomé un recipiente en el que oriné, así lo estuve haciendo todo el tiempo, y mi sorpresa fue, cuando empecé a observar, que salía como arenita ya que esto me produjo ardor, tiré la orina con cuidado y guardé la "tierrita" en una bolsita de plástico. El día que me tocó consulta con el médico, que me estaba atendiendo, me mandó hacer análisis y me tomaran unas radiografías para ver "cómo estaban sus piedritas".

Resulta que el riñón estaba limpio; mandó sacar otras placas y lo mismo. Consultó con otros médicos, ya que esto no era posible en el tiempo que había transcurrido. Se juntaron otros médicos, estuvieron hablando y me preguntaron: "¿Qué fue lo que hiciste?" Les contó lo que hizo. Lógicamente no le creyeron. Volvieron a revisar sus placas y, fue entonces, cuando él sacó de su bolsillo la bolsita donde había puesto las "piedritas" y les peguntó: "¿Esto es lo que buscan?" Se quedaron con la boca abierta y salió enseguida.

Caso 3: Cáncer de mama

En cierta ocasión llegó la señora C. R., de 51 años de edad radicada en el estado de Colima con cáncer en un seno. Se le empezó a hacer su tratamiento con aplicaciones locales de baños de vapor y cataplasmas de fenogreco. Sus alimentos consistieron en frutas crudas los tres primeros días y del cuarto día en adelante, frutas y verduras crudas solamente, régimen frugívoro vegetariano.

Pasaban los días y el seno iba tomando un color rojo muy intenso y además brilloso. Después de dos meses de tratamiento intensivo un día en la mañana, y antes de ir al baño de vapor, se empezó a quitar la aplicación cuando reventó el tumor y empezó a escurrirle por el costado.

Esto la asustó de momento pero se le explicó lo que estaba sucediendo: estaba eliminando el tumor en forma líquida. La señora se puso muy contenta después del gran susto que se llevó y se agradeció no haberse operado ya que le hubieran quitado todo el seno.

Caso 4: Flebitis ulcerosa

Cierto día se presentó la señora S. F., de 34 años de edad y radicada en la ciudad de Celaya, en el estado de Gto. Presentaba una "gran" úlcera en la pierna derecha; pero voy a explicarles cómo estaba. Cuando ella se quitó el vendaje que traía en la pierna para que la viéramos, sólo pudimos apreciar unos ocho o diez centímetros sanos de la espinilla, o sea, que ésa era la parte de su pierna que se veía bien, porque de allí para abajo y alrededor, tenía todo carcomido y en carne viva. Le querían cortar la pierna porque ya no tenía remedio, pero estuvo mucho tiempo internada aquí en el Centro Naturista Daniel Arreola.

Ingresó varias veces por periodos de 45 días y logró recuperarse totalmente. Además de no perder su pierna, ésta quedó con una cicatriz visible, como si se hubiera quemado, lisa como una mancha en la parte que no tenía carne. Ya había recurrido a muchos médicos, le daban tratamientos que no le servían; a veces se le agusanaba la pierna y se ponía petróleo para matarlos, pero nunca vio mejora alguna.

Todo empezó con una úlcera pequeñita, que duró muchísimo tiempo. Además con su respectivo tratamiento médico, ésta fue agrandándose hasta que llegó a degenerarse, como acabo de mencionarles, y gracias a las bondades del régimen natural recuperó su salud.

Caso 5: Fístula

El señor F. S., contaba con 35 años de edad, radicaba en la ciudad de Guasave, en el estado de Sinaloa, presentaba una fístula en la espalda y, aun con tratamiento médico, ésta no cerraba y no dejaba de supurar; la medicina no encontraba una solución a su problema y cada vez estaba más enfermo.

Se internó en el Centro Naturista Daniel Arreola y después de algún tiempo logró que cicatrizara de forma total y desapareciera su malestar. Fue muy constante en sus tratamientos, ya que se distinguía entre todos los que estaban en tratamiento en ese tiempo. El no salía del Centro Naturista para nada, ni andaba preguntando qué había en el pueblo para conocer. Fue una persona muy disciplinada que, inclusive cuidó su alimentación al 100%, dejó de fumar, hacía todo lo que se le sugería y así fue como volvió a su normalidad. Quedó muy agradecido con la vida.

Caso 6: Insuficiencia renal

En cierta ocasión llegaron de Los Angeles, California, el niño G. G. que contaba con cuatro años de edad y su mamá. Ellos radicaban allá, pero andando por estos rumbos decidieron internar al niño.

El tenía insuficiencia renal, sabían que no se iba a curar, por prescripción médica, pero lo internaron para que se desintoxicara. Su mamá sufría mucho a la hora que le servían sus alimentos porque siempre aventaba el plato, fuera fruta o ensaladas, ya que el niño quería comer pollo con papas en todas sus comidas, por consiguiente no comía absolutamente nada.

Al cuarto día le llegó el hambre y devoró lo que le sirvieron. Se recuperó muchísimo, al grado que las personas aquí hospedadas no creían que tuviera insuficiencia renal pues andaba corriendo todo el día. Salían a la calle y el niño pedía papitas fritas, desde luego la madre no se las compraba. Una vez que regresaron a su casa, la madre le siguió el tratamiento por un tiempo nada más, porque según sus palabras, era una "friega" que todos llevaran esa alimentación; se cansó de hacerlo y tiempo después empezó a descuidar su alimentación. Desgraciadamente, para el niño, que no soportó mucho tiempo y murió.

Caso 7: Problema de riñones

Un buen día llegó un amigo de nosotros, venía con su esposa y, en brazos, a su hijito G., de tres años que venía sin sentido, con los ojos en blanco y sus piernas hinchadas.

Mi hermano Luis Angel y yo le empezamos el tratamiento, para reanimarlo, con ortigaduras, leche caliente en un bacín, porque pensábamos que era un ataque de solitaria y nada, volvimos a ortigarlo sin resultados ya que no recuperaba el sentido; nos pasamos cerca de una hora y media con él y no logramos reanimarlo.

Lo dejamos con su mamá, nos fuimos a comer y cuando regresamos ya había recuperado la conciencia y estaba dormido. Empezamos su tratamiento con bastante éxito, sus piernas se desinflamaron y mejoró mucho. Un día su mamá intentaba darle de comer pan integral, le hicimos saber que el niño no estaba en condiciones de comerlo por el estado de salud en que se encontraba.

El problema lo tenía en los riñones, y había coincidido con que le habían dado su biberón con leche de vaca al no tener la "fórmula"; pero afortunadamente se recuperó con el régimen de vida sana. Después de estar internado dos semanas le dimos las recomendaciones a su mamá y se lo llevó a su casa.

Un buen día llegó su mamá a visitarla y se dio cuenta que el niño no tomaba leche de vaca, entonces le dijo que le podía dar la leche recién ordeñada y que no le haría daño. La mamá le dijo que no tenía permitido darle, por el problema que había tenido; total que insistió tanto que logró convencerla y se la dio. Días después el niño recayó y moriría tres días más tarde.

¡Qué imprudencia y falta de conciencia! El papá de este pequeñito de tres años nos comentaría: "Gracias a mi suegra mi niño ya es un angelito, pero ya le prohibí, a la hija de tal por cual, la entrada a mi casa". ¡Ay!, amigo sólo imagina lo que yo pienso...

CASO 8: ASMA

El señor R., del estado de Guanajuato, jubilado por su enfermedad a los 45 años. Después de padecer asma durante 15 años, y no poder trabajar, se dedicaba a cuidar unos cajones que tenía con abejas para sacar la miel, venderla y poder obtener un poco más de dinero para él y su familia. Se enteró de este Centro Naturista y vino para que se le hiciera una evaluación.

Se le recomendó un tratamiento propio y adecuado a su problema y dentro de las recomendaciones se le sugirió no ingerir ningún tipo de producto derivado de la leche de vaca, ya que eso le estaba produciendo mucho moco y, por consecuencia, agravaba más su problema. Así lo hizo por un tiempo y se estaba sintiendo mejor, pero tomó la determinación de internarse, ya que a veces cedía a la tentación de comerse un "pedacito" de queso, para que se le hiciera el tratamiento completo, porque ya le urgía sentirse mejor, y así lograr su recuperación definitiva.

Estuvo un buen tiempo y logró superar la enfermedad. Después preguntaba: "¿Y ahora qué voy a hacer, ya estoy curado pero estoy jubilado?", le dijimos que siguiera trabajando en su apiario y, tal vez consiguiera en qué ocuparse después. Se fue muy contento y agradeciendo a la Naturaleza, las bondades de este régimen y los cuidados que aquí recibió. Imagínense, ¡toda una vida por delante, llena de salud y oportunidades! Felicidades.

CASO 9: MORDIDAS DE PERRO

Genaro Montiel. En el Grullo, Jal., año 1983. Salí a correr, a las cuatro de la mañana, junto con mi esposa, como lo hacía todos los días. Llegando a la carretera le pedí que se adelantara porque quería trotar un poco más rápido que de costumbre, así que se adelantó y yo me quedé a la orilla de la carretera haciendo calentamiento, cosa que nunca hacía. Cuando calculé que ya estaría un poco lejos empecé a trotar, y como a los 100 metros me salieron, una perra pastor alemán y un bull terrier, que fue el perro que me atacó. Me agaché, como si fuera a recoger una piedra, y la perra se devolvió, sin embargo, el perro me siguió hasta que me alcanzó, me atacó y en un segundo me tuvo en el suelo.

Al morderme la rodilla, caí de espaldas y se me fue encima queriéndome morder el cuello sin lograrlo; me mordió los brazos, la axila, el pecho, la mano y me dejó todo maltrecho. Para podérmelo quitar lo abracé del cuello con la mano izquierda ya que la derecha me la estaba mordiendo, no podía levantarme por estar de espaldas en el piso, así que lo mordí en la nuca para apoyarme y poderme levantar, –fue como me soltó. En seguida lo abracé del cuello queriéndolo ahorcar, pero no fue posible.

Mi esposa se dio cuenta y volvió; juntos regresamos al Centro Naturista, allí le habló a mi hermano Javier mientras yo me lavaba las heridas con jabón y me metía al vapor. Saliendo del baño me fui a acostar en una cama, ya estaba mi hermano y me puso jugo de limón en las heridas, en la rodilla y la axila me juntó la piel con tela adhesiva.

Mi tratamiento empezó en ese momento con cataplasmas de barro sobre las heridas y un té de tila, salvia y valeriana para el susto. Como no tenía hambre, empecé un ayuno, que duró veinte días. Todos los días era dormir, a veces cuando despertaba, tomaba el té para los nervios; el baño de vapor sólo me lo empecé a dar después de algunos días, ya que, para sentarme, no podía doblar la rodilla porque se me abría la herida; las personas que estaban en tratamiento supieron lo que me pasó, iban a verme pero yo siempre estaba "dormido". Cuando estoy enfermo no recibo visitas, por eso estaba dormido.

Después de esos veinte días, me levanté, salí a caminar. Mi preocupación era que no fuera a quedar impedido para volver a correr; empecé a trotar y de esa forma logré salir adelante. Nunca me acordé, y por lo mismo, no hubo vacunas, ni medicamentos, todo fue tratamiento natural.

Caso 10: Desvanecimientos

El señor J. L. T., de Celaya, Gto., con 39 años de edad. Su problema era que tenía tiempo sufriendo desvanecimientos, sin perder la conciencia. El pensaba que era por estar excedido de peso, y no hubo médico que pudiera ayudarlo, y menos dar con la solución de su problema. Al no poderlo solucionar con la medicina de patente buscó una alternativa con sus amigos y alguien le recomendó este Centro Naturista internándose, por espacio de 45 días.

Siguió con el régimen de salud por mucho tiempo y nunca más volvió a tener ese padecimiento. El vendía fruta, manejaba su propio camión para transportarla, pero su padecimiento no le permitía manejar y menos atender su negocio. Después de algunos días de tratamiento volvió a quedar listo para sus actividades y atender, nuevamente, su próspero negocio.

Caso 11: Gangrena

El señor J. R., de 62 años de edad y radicado en la ciudad costera de Tecomán, en el estado de Colima, sufría de gangrena en un pie. Este mal es incurable para la medicina tradicional, y las recomendaciones inmediatas eran amputar el miembro gangrenado, a lo que él se negó y prefirió internarse en el Centro Naturista Daniel Arreola, para ver si allí se le podía ayudar, y así evitar la amputación de su pierna, pues no era sólo el pie. Empezó su régimen de salud con tratamiento intensivo y alimentación natural.

El pie derecho mostraba un estado de descomposición y putrefacción muy avanzadas, producto de la gangrena que empezaba desde el empeine y terminaba en los dedos del pie. Don J. R., se recuperó de dicho padecimiento perdiendo sólo la mitad del pie, del dedo gordo hacia arriba del lado izquierdo.

Caso 12: Tuberculosis

Don J. M., originario de Juchitlán, Jal., tenía 58 años de edad cuando ingresó al Centro Naturista con serios problemas de salud; llevaba algunos años sufriendo de tuberculosis; hacía su tratamiento tal como se lo recomendaba el médico y no veía ningún alivio, sin embargo, venía decayendo cada día más sintiéndose muy enfermo. Cuando llegó con nosotros, se le recomendó eliminar totalmente todos los productos derivados de la leche, y comer básicamente, alimento natural, frotaciones de agua fría, baños de asiento y, en las noches, dormir con cataplasma de barro en vientre y riñones.

Con el tratamiento su cuerpo empezó a expulsar muchísimas flemas por lo que se asustó y decidió mejor internarse para una mejor atención. Empezó con el régimen de vida sana y logró mucha mejoría en su primera estancia, que fue de tres meses. Siguió cuidando su alimentación y haciendo sus baños de vez en cuando.

Volvió a ingresar por un tiempo más y salió con ganas de casarse, pues que era soltero, y su enfermedad estaba cediendo al régimen natural. Continuó por mucho tiempo su alimentación y el tratamiento y logró vivir mucho mejor. Agradeció eternamente el que se le hubiera ayudado.

CASO 13: ÚLCERAS VARICOSAS

Don N. J., de 72 años de edad y oriundo del estado de México tenía tres úlceras varicosas en su pierna derecha. Se dedicaba a sembrar su terreno, pero empezó con fuertes dolores en las piernas y ya no lo pudo hacer –las molestias lo mantenían en cama. Se trataba sus úlceras con los polvos que el médico le había recomendado y no veía que mejoraran. Uno de sus hijos, que ya conocía nuestro régimen de salud, lo animaba a que se internara pero estaba renuente, hasta que un buen día aceptó.

Empezó su tratamiento y cuando salía de su habitación se quejaba de fuertes dolores y decidió ya no hacerlo. En una de esas salidas vio que teníamos una chayotera en el jardín y se le ocurrió acomodarse allí en un hechadero en vez de estar en su cuarto; allí comía y cenaba, se le hacía su tratamiento y en la noche se pasaba a su cuarto.

Así transcurrieron los días y después de algunos le empezaron a cicatrizar sus heridas, se le quitaron los dolores de las piernas y por fin pudo caminar. Cuando fueron sus hijos a recogerlo jugó carreras con uno de ellos para demostrarles que ya estaba bien y nunca más le volvieron a doler sus piernas.

CASO 14: ARTRITIS REUMATOIDE

Un amigo de nosotros, H. R., de 27 años de edad, padecía de un problema bastante serio de artritis, pero ya de mucho tiempo atrás, en sus rodillas; éstas se mantenían hinchadas todo el tiempo y con fuertes dolores que no lo dejaban dormir tranquilamente. Parecía que traía una naranja dentro de ellas. Sus manos estaban igual, aunque no tan hinchadas. Tomaba cortisona como tratamiento médico y aspirinas para mitigar el dolor; pero en las noches era cuando más molestias tenía, ya que al acostarse, y sus rodillas tocaban la cama, le empezaban los dolores; esto lo obligaba a buscar una posición para poder pasar la noche; siempre amanecía con una almohada entre las piernas ya que así lograba mitigar un poco las molestias.

Había terminado sus estudios en el seminario y no lo querían ordenar ya que la enfermedad era el pretexto. Le decían que primero se curara y después vendría lo otro. Así lo hizo durante año y medio y logró una mejoría del 75% en todo su cuerpo. Con esto pudo caminar mejor y logró que lo ordenaran dos años después.

Caso 15: Diabetes

El joven M. D., 26 años de edad, radicado en el estado de Sonora tenía 13 años sufriendo de diabetes e inyectándose 100 unidades de insulina al día, 80 en la mañana y 20 en la tarde. Este joven estuvo internado con nosotros por espacio de tres meses con su tratamiento.

En la primera semana logró reducir la insulina y fue disminuyéndola, paulatinamente, hasta quedar en 10 unidades solamente; por motivos personales tuvo que regresar a su casa y continuó su régimen de vida sana logrando eliminar, definitivamente, dicha aplicación.

Caso 16: Artritis

Doña B. S., radicada en el D. F., en la unidad habitacional de Tlaltelolco, sufrió por muchos años de artritis tanto en sus manos, que estaban deformadas por dicho padecimiento, como en sus rodillas que se mantenían hinchadas todo el tiempo.

Para caminar usaba un bastón en cada mano, para evitar una caída, pero lo hacía con mucha dificultad. Estuvo cerca de tres años en tratamiento, por periodos de dos meses cada vez, pero cuidando su alimentación de forma extrema. De esta manera logró recuperarse al grado de no usar más los bastones; además de que sus piernas lograron enderezarse casi por completo.

Para que se den una idea del estado en que se encontraba, las rodillas las tenía muy hinchadas y estaban juntas, pero los pies separados y hacia fuera, por eso le costaba tanto trabajo caminar. Cuando la vimos, después de mucho tiempo, no podíamos dar crédito de su mejoría. Sólo porque sabemos de las bondades de este sistema, si no, nunca le hubiéramos creído que fue una persona artrítica.

Quién sabe por qué motivo se había tomado una fotografía mientras estuvo enferma, pero se le ocurrió tomarse la otra ya después para comprobar que lo que decía era verdad.

Caso 17: Reumatismo

Niño R. M., de cinco años de edad radicado en la ciudad de México. Fuimos vecinos de sus papás cuando vivíamos en la Unidad Independencia del IMSS, allá en la ciudad de México. Empezó con fuertes dolores en las piernas, principalmente en las rodillas, y esto traía como consecuencia caídas frecuentemente al ir caminando. En la clínica del IMSS no encontraban el origen de ese padecimiento y con el tiempo concluyeron que tenía leucemia.

Sus padres alarmados por ese diagnóstico se comunicaron con nosotros y nos comentaron su caso. Les pedimos que trajeran al niño para revisar el iris de sus ojos y encontramos que su problema no era "leucemia" iniciando su tratamiento natural inmediatamente. Éste consistió en ortigaduras a todo su cuerpo acompañadas de frotación de agua fría, barro en sus rodillas, baños de asiento y envolturas húmedas al sol para, y de esta forma, ver su reacción.

Después de dos semanas, el niño dejó de sentir el dolor en sus piernas y logró la recuperación total de dicho padecimiento que resultó ser un proceso reumático. Se le recomendó a su mamá que evitara los productos de origen animal, principalmente, la leche de vaca y sus derivados. No volvimos a saber que recayera.

Caso 18: Huesos rotos

Genaro Montiel. El Grullo, Jal. Fin de cursos de la secundaria de mi hija Adriana. Llevaron a todo el grupo a Ejutla, Jal., lugar de origen de don Daniel Arreola, fundador de este Centro Naturista, es un vallecito que se encuentra a 19 kilómetros de El Grullo.

Quedamos de llevar una olla de tamales y atole para que desayunaran los maestros y todos sus compañeros. El día anterior los habíamos llevado en un camioncito que teníamos y al siguiente llevaríamos el desayuno. Resulta que al llegar, me estacioné a la entrada de dicho lugar, cargué la olla de tamales y al bajar el primer escalón se me atoró el tacón de la bota. La quise aventar pero no lo pude hacer y me fui con todo y la olla hasta el suelo, cayendo primero la olla y yo encima de ésta, doblándole el fondo con mi costado derecho.

Este golpe me rompió dos costillas; mi espinilla derecha también se rompió ya que pegó en el filo del escalón abriéndose, además, un boquete tremendo. Se veía muy feo hacia adentro, con decirles que la persona que me iba a vendar la pierna se desmayó en cuanto vio la herida, lo tuve que hacer yo solito. Me salió muy poca sangre. Regresando a casa me puse en tratamiento. Empecé a ayunar y lo hice por 26 días, logrando con esto, que soldaran mis costillas y mi espinilla. Volví a comprobar las bondades del ayuno.

Caso 19: Insomnio

El señor H. M., radicado en la ciudad de Tijuana, B. C., era un joven que contaba con 35 años de edad, era muy exitoso en su negocio de panadería. Las frecuentes desveladas y problemas que tenía, con sus trabajadores y su familia, le trajeron como consecuencia frecuentes noches sin poder dormir.

El médico le había recomendado tomar medicamentos para, de esta forma, conciliar el sueño. Después de 15 días de tratamiento empezó a dormir plácidamente.

Mientras estuvo en tratamiento llegó a hospedarse el señor Don J. C., de Tijuana, B. C. Contaba con un historial de noches sin dormir, – culpaba a su pareja de su insomnio ya que vivían separados. Frecuentemente tomaba y se desvelaba, además, del éxito en su negocio, pues se dedicaba a la abogacía. Demasiados problemas como para poder descansar tranquilamente en las noches. Recurría a los somníferos, pero ya no le hacían efecto.

Un familiar le recomendó se internara en este Centro Naturista y coincidió, que le tocara como compañero el señor H. M., que tenía el mismo problema que él. Resulta que don J. C., dormía en el día sin darse cuenta ya que tenía muy alterado su sistema nervioso.

En cierta ocasión llegué a ortigarlo y estaba sentado en su cama, con los ojos muy abiertos y muy molesto, porque ya tenía cuatro días y no lograba dormir como el quería. Le dije, "ven para ortigarte y verás como te duermes enseguida". Así fue. Despertó a las 11 de la mañana, hora de los baños de asiento, cuando salió con su toalla en el cuello. Volteó hacia arriba, vio el sol cuando lo encontré en el pasillo y le pregunté, "¿Adónde vas?", me dijo: "Voy a darme mi baño de vapor".

Le dije que eran las 11 de la mañana y era hora del baño de asiento pero además que había dormido hasta esa hora y no lo podía creer.

Santo remedio, aceptó que era cierto y ya podía dormir. Los dos se fueron muy contentos y aliviados de sus insomnios. Ya que uno se reía del otro cuando se quedaban dormidos en el día.

Caso 20: Esclerosis múltiple

Señora C. M., radicada en California, U.S.A., padeciendo este problema desde años atrás. La medicina facultativa de esa nación la diagnosticó hace seis años indicándole un tratamiento medicamentoso, el cual no aceptó por conocer de este régimen de salud.

Estuvo internada en este Centro Naturista Daniel Arreola por espacio de tres meses la primera vez; la segunda, por espacio de cinco meses y la tercera, fueron ocho meses de su estancia. Se sometió a tratamiento, tanto en su casa como en su internado; por obvias razones comete sus "pecadillos" alimenticios, pero vuelve a retomar su disciplina y sigue estable.

Su tratamiento consiste en limpieza del intestino y la toma de suplementos o complementos alimenticios, y de esa forma sigue su vida habitual. Ella misma ha manifestado que cuando va a sus terapias de grupo, no le creen que tenga el problema ya que, la mayoría de los que allí asisten, tienen muchas dificultades para caminar.

Ella sólo utiliza una muleta de vez en cuando, y es porque siente más seguridad al caminar. Maneja su automóvil y hace sus actividades diarias sin queja alguna. Cuando sale de compras con su hijo es cuando resiente su pierna, porque no aguanta mucho tiempo caminando, pero de eso a tener más problemas, hay una gran diferencia, ya que manifiesta sentirse bien dentro de su problema.

La medicina dice que este problema no tiene solución, sin embargo, ella se siente bien y piensa seguir así; dice que ojalá nunca llegue a tomar medicina, pero si es necesario, lo hará a su tiempo, si no hay otra solución.

CASO 21: INANICIÓN

Joven J. G. N., 21 años de edad y radicaba en la ciudad de Morelia del estado de Michoacán. Este muchacho tenía problemas de drogadicción, pero quería dejar eso por la paz.

Se internó en este Centro Naturista siguiendo fielmente las indicaciones para su tratamiento. Tuvo crisis muy fuertes por la falta de droga. Una mañana que llegamos a ortigarlo, se salió desnudo y se subió corriendo el cerrito, y estando allá arriba, gritaba que él era Jesucristo. Teníamos que cuidarlo y estar al pendiente de él

Cuando se retiró a su domicilio había dejado totalmente la droga. El quería estar bien. Ya en su domicilio siguió con sus indicaciones y cada vez estaba mejor de salud. En cierta ocasión se le ocurrió hacer un ayuno, para esto me llamó por teléfono y le dije que lo hiciera, pero sólo por tres días.

La segunda ocasión me comentó que ya tenía 20 días de ayuno y le dije que lo rompiera y cómo empezara a comer. Sin embargo, siguió con éste por más tiempo. La siguiente vez me llamó su mamá porque estaba muy preocupada ya que todo lo que comía lo vomitaba, inclusive el agua.

Le dije que lo llevara a una clínica y les explicara cuál era su situación, sin embargo, se vinieron para acá porque él no quería que lo fueran a internar; cuando llegaron sólo estuvo dos días y se lo llevaron a su casa. No resistió el viaje y cerca de la desviación a Morelia murió este joven.

Me comentó su mamá que fueron 33 días los que ayunó, y que en cierto momento sintió hambre, sin embargo él quiso continuar con su ayuno, quería hacer los 40 días. Cuando empezó a tomar más agua fue cuando se dio cuenta que ya no la retenía, y eso la alarmó sucediendo lo que acabo de narrar.

BIBLIOGRAFÍA

Acharán Lezaeta, Manuel, *La medicina natural al alcance de todos.* Ediciones Lezaeta, Santiago de Chile, 1946.

Airola, Paavo O., *¿Está usted confundido?,* Editorial Diana, Edivisión Compañía Editorial, México, 1987.

Allen, Robert, *El hombre y la naturaleza* (Tomo III), Montaner y Simon Editores, Barcelona, 1978

Armendáriz Ramírez, Rubén, *Viviendo sin conflicto,* Editorial Pax México, México, 2003.

Barón, Ernesto, *Leyes de dioses, mundos, hombres y bestias,* Centro de Estudio de Antropología Gnóstica, España, 1994.

Bertherat, Therese y Bernstein, Carol, *El cuerpo tiene sus razones,* Editorial Argos Vergara, Barcelona, 1979.

Bidaurrázaga, J. Ángel, *No busques lo que tú tienes,* Editorial Progreso, México, 1972.

_____, *Ayunoterapia y matrimonio*, Editorial Progreso, México, 1972.

Carrel, Alexis, *La incógnita del hombre,* Editores Mexicanos Unidos, México, 1992.

Cardelle, Frank, *¿Quién dirige tu vida?,* Editorial Pax México, México, 1999.

Cott, Allan, *Ayuno: la dieta máxima,* Editorial Diana, México, 1977.

Custer, Dan, *La mente en las relaciones humanas,* Compañía Editorial Continental, México, 1962.

Daufí, Luis, *El cuerpo humano, esa máquina maravillosa,* Salvat, S. A. de Ediciones Pamplona, 1986.

Deepak, Chopra, *Vida sin condiciones,* Javier Vergara Editor, S.A. 1991.

Devereux, Charla, *Kit de la aromaterapia,* Ediciones Martínez Roca, Barcelona, 1994.

Diamond, Harvey y Marilyn, *La Antidieta,* Ediciones Urano, Barcelona, 1986.

_____, *Vida sana,* Ediciones Martínez Roca, Barcelona, 1989.

Diamond, Marilyn. *La cocina de la antidieta,* Ediciones Urano, Barcelona, 1989.

Dröscher, Vitus B. *Calor de hogar,* Editorial Planeta, Barcelona, 1983.

_____, *Sobrevivir*, Editorial Planeta, Barcelona, 1980.

Ehret, Arnaldo. *Ayuno racional para el rejuvenecimiento físico, mental y espiritual,* Editorial Kier, S. A., Argentina, 1978.

Informe del Royal College of Physicians of London. *Fumar o salud,* Compañía Editorial Continental, México, 1977.

Grüm, Elmer. *Cómo desintoxicarnos,* Editorial Estaciones, Argentina, 1991.

Jaramillo Loya, Horacio. *Al otro lado del corazón,* Editorial Diana, México, 1993.

_____, *Alma de campeón,* Editorial Diana, México, 1994.

_____, *El despertar del mago,* Editorial Diana, México, 1992.

_____, *El miedo a ser yo mismo,* Editorial Diana, México, 1991.

_____, *Los hechizos de la mente,* Editorial Diana, México, 1993.

_____, *Los puros cuentos del desarrollo humano,* Editorial Diana, México, 1995.

_____, *Motivos para seguir viviendo,* Editorial Diana, México, 1993.

Jensen, Bernard, *Limpieza de los tejidos a través del intestino,* Editora y Distribuidora Yug, México, 1988.

_____, *Ciencia y práctica de la iridología,* Editora y Distribuidora Yug, México, 1999.

_____, *Iridología simplificada,* Editora y Distribuidora Yug, México, 1988.

_____, *Jugoterapia,* Editora y Distribuidora Yug, México, 1996.

_____, *La naturaleza tiene el remedio,* Editora y Distribuidora Yug, México, 1992.

_____, *Amor, sexo y nutrición,* Editora y Distribudora Yug, México, 1995.

Kam Chuen, Lam, *Tu Feng Shui personal,* Editorial Diana, México, 1998.

Kostrubala, Thaddeus. *El placer de correr,* Editorial Diana, México, 1980.

Kunz-Bircher, Ruth, *Guía de salud natural Bircher,* Ediciones Martínez Roca, Madrid, 1980.

Lawrence Rossi, Ernest y Nimmons, David. *Los 20 minutos de pausa,* Editorial EDAF, S. A.,Madrid, 1993.

L. Walford, Roy, *La gran revolución nutricional,* Grupo Editorial Sayrols, México, 1988.

Larrañaga, Ignacio, *Del sufrimiento a la paz,* Librería Parroquial de Clavería, México, 1979.

Lezaeta Pérez Cotapos, Rafael. *Manual de alimentación sana,* Editorial Pax México, México, 1986.

Lezaeta Pérez Cotapos, Rafael. *La salud por la naturaleza,* Ediciones Lezaeta, Santiago de Chile, 1968.

Louise Gittleman, Ann. *Nutrición siglo XXI,* Compañia General de Ediciones, México, 1988.

Maggiore, Christine. *¿Qué tal si todo lo que sabes del SIDA fuera falso?,* Fundación Estadounidense de Alternativas para el SIDA (The American Foundation for AIDS Alternatives), USA, 1999.

Mandino, Og. *El milagro más grande del mundo,* Editorial Diana, México, 1984.

Marianne, Williamson. *Volver al amor,* Ediciones Urano, S. A., 1993.

Mattlin, Everett, *Duerma menos viva más,* Editorial Diana, Edivisión Compañía Editorial, México, 1989.

McMillen, S. I. *Ninguna enfermedad,* Editorial Vida, Miami, Florida, 1986.

Microsoft® *Encarta®* 2006 [CD]. Microsoft Corporation, 2005.

Mindel, Earl. *Todo sobre las vitaminas,* Ediciones Ceac – Libros Cúpula, Barcelona, 1990.

Mosqueira, F. Guillermo. *La salud y los alimentos,* Publicaciones Mundo Nuevo, México, 1986.

Muñoz de Chávez, Miriam y colaboradores. *Tablas de valor nutritivo de los alimentos de mayor consumo en México,* Editorial Pax México, México, 1996.

Peggy, Claude-Pierre, *¡Alerta! Anorexia y bulimia,* Javier Vergara Editor, 1997.

Piazza, Ma. Teresa y Esparza, Iliana, *Lo que el ayuno puede hacer por nosotros,* Editorial Posada, México, 1987.

Reinberg, Alain, *Los ritmos biológicos,* cómo beneficiarse de ellos, Editorial Paidotribo, Barcelona.

Remartínez, Roberto, *El estreñimiento,* Editorial Pax México, México, 1983.

Rosselló, Ma. José y Torreiglesias, Manuel, *Comida sana,* Plaza & Janés Editores, S. A., Barcelona, 1998.

Shames, Richard y Sterin, Check, *El mejor médico: tu mente,* Editorial Concepto, S. A., México, 1979.

S. Siegel, Bernie, *Paz, amor y autocuración,* Ediciones Urano, Barcelona, 1990

Saury, Alain, *La salud por el ayuno,* Editorial Edaf, Madrid, 1992.

Schuster, Donald y Locky, *Aprenda a dominar su mente,* Editorial Grijalbo, México, 1999.

Tassinari, Héctor, *Tú puedes ser... el mejor,* Editorial Fuego Nuevo, México,1985.

Vander, *Medicina natural, moderna ciencia de curar,* Editora Nacional, México, 1950.

Verma, Vinod, *Ayurveda, la salud perfecta,* Ediciones Robinbook, SL., Barcelona, 1993.

Vida en el planeta tierra (Colección), Montaner y Simon Editores, Barcelona, 1978

Wade, Carlson, *Las enzimas mágicas,* Editorial Diana, México, 1975.

Wigmore, Ann, *Naturaleza y salud,* Editorial Edaf, Madrid, 1987.

Esta obra se terminó de imprimir
en noviembre de 2012, en los Talleres de

IREMA, S.A. de C.V.
Oculistas No. 43, Col. Sifón
09400, Iztapalapa, D.F.